U0271749

怀孕胎教育儿全书

编著 王琪

中医古籍出版社

图书在版编目（CIP）数据

怀孕胎教育儿全书 / 王琪编著. -- 北京：
中医古籍出版社, 2017.1
ISBN 978-7-5152-1334-7

Ⅰ.①怀… Ⅱ.①王… Ⅲ.①妊娠期—妇幼保健—基本
知识②胎教—基本知识③婴幼儿—哺育—基本知识
Ⅳ.①R715.3②G61③TS976.31

中国版本图书馆CIP数据核字(2016)第234437号

怀孕胎教育儿全书

编　　著：	王琪
责任编辑：	朱定华
出版发行：	中医古籍出版社
社　　址：	北京市东直门内南小街 16 号（100700）
印　　刷：	北京彩虹伟业印刷有限公司
发　　行：	全国新华书店发行
开　　本：	710mm×1000mm　1/16
印　　张：	14
字　　数：	290 千字
版　　次：	2017年1月第1版　2017年1月第1次印刷
书　　号：	ISBN 978-7-5152-1334-7
定　　价：	39.00 元

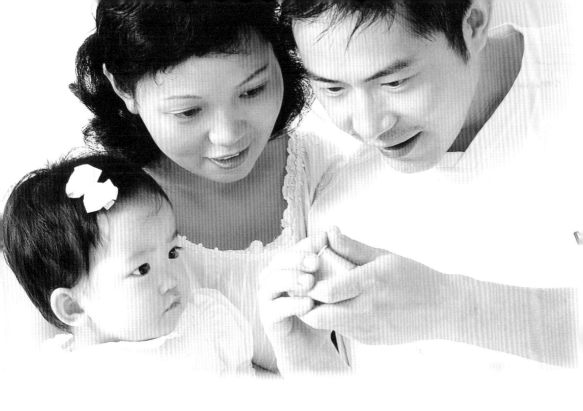

　　孕育新生命是上天赋予准妈妈们最动人的体验和最神圣的职责。"十月怀胎，一朝分娩"，其中的甜蜜与艰辛，只有经历过的人才能体会。在这个过程中，无论是母体还是胎儿出现异常，都可能影响妊娠的正常进行。总之，妊娠是一个让人喜忧参半的生理过程，准妈妈保持健康的心态是母婴健康的先决条件。准妈妈要充分了解自身的生理变化，合理安排饮食起居，定期进行产前检查，出现异常情况随时就诊。准妈妈要知道照顾好自己的重要性，因为你关爱自己就是关爱孩子、关爱家庭的幸福。

随着时代的进步，人们越来越注重人口质量的提升。生个健康、聪明的宝宝是每个准父母的心愿。如何养胎、胎教、养育，已成为当下父母们特别关注的话题。毕竟，谁都知道优孕、优生、优育将会让宝宝更健康、更聪明。

本书以一个资深孕育专家的视角，对孕期保健、胎教、分娩坐月子以及新生儿护理与养育等在妊娠与育儿中常见的问题做了详尽介绍，并提供了科学独到、切实可行的解决办法，为准（新）妈妈身心健康、胎儿（新生儿）健康成长和家庭的美满幸福保驾护航！

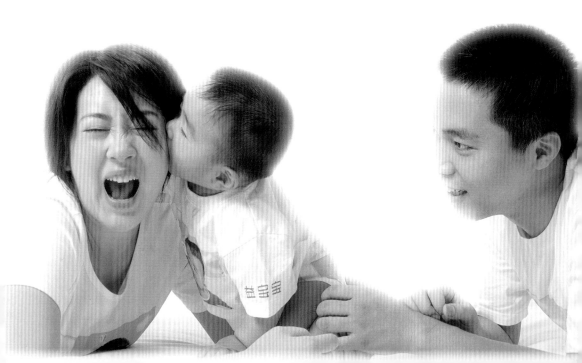

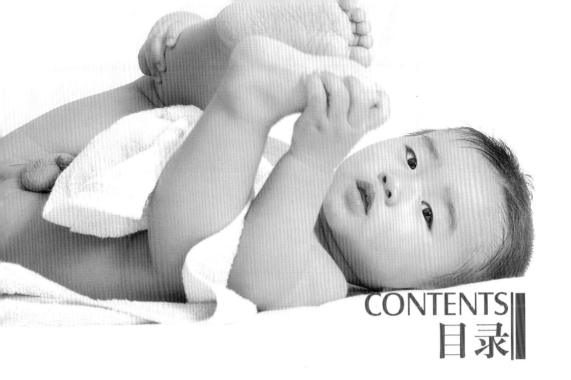

CONTENTS 目录

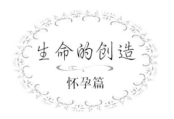

生命的创造
怀孕篇

孕前指南

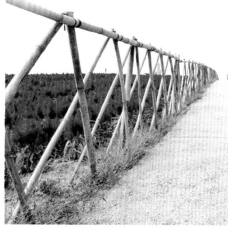
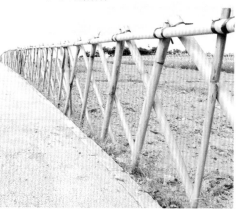

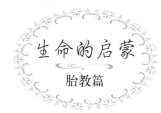

生命的启蒙
胎教篇

0～6岁宝宝的培养 育儿篇

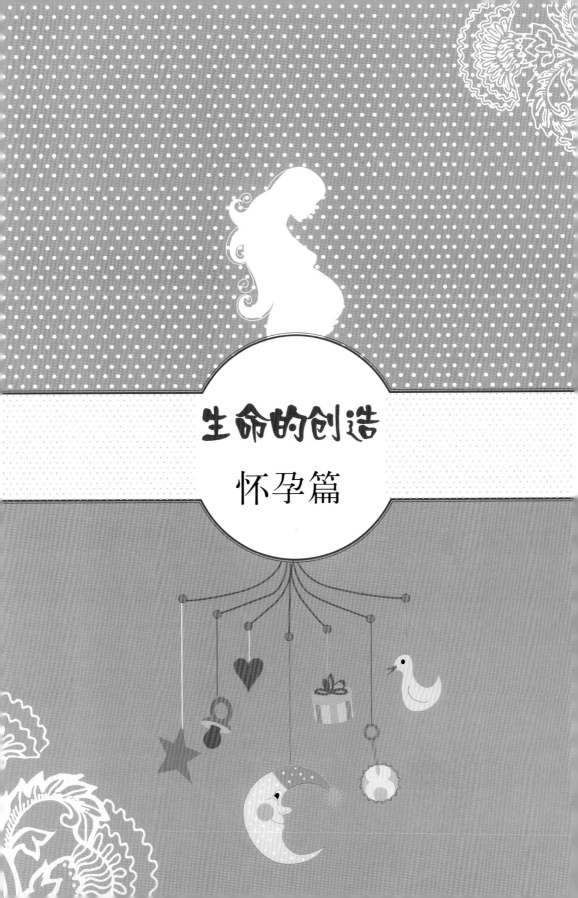

生命的创造

怀孕篇

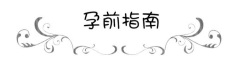

事先制订怀孕计划

自己的宝宝从孕育到降生，无疑是人们一生当中最神奇快乐的经历。当然，这件事也会带给准爸妈同样多的责任感。如何更好地享受这份责任，让怀孕成为一件幸福的事情，无疑需要有计划地去怀孕。

许多准妈妈很晚才知道自己已经怀孕了。在这之前又是吃药、又是照X光，还常常产生不安的情绪。诸如此类情况，不仅对准妈妈自己，而且对胎儿也会造成不好的影响。但是，如果有计划地怀孕，就能事先调整自己的身心，极大地减少对胎儿有危害的行为发生概率。

此外，真正的胎教是从怀孕之前开始的。在怀孕之前，夫妻二人在身体和心理上所做的准备，已经是胎教真正的开端。

孕育开销早预算

即将来临的怀胎10个月与分娩，以及产后的新生儿养育，都需要花钱。对于经济条件不太好的家庭，这笔开销是孕前必须考虑的问题之一。只有做好家庭财务预算，才能减少后顾之忧，也能缓解一些心理压力。

预算时还要考虑到孕育分娩期因误工造成的家庭收入下降。准父母最好预先准备好孕产育儿的专项资费，专款专用，这样才不会影响家庭生活的正常开支。

了解孕育过程

精子和卵子是怎样产生的？

1 精子

精子是在睾丸的曲细精管内产生的。男性青春期发育以后，睾丸便拥有持续不断的生精能力。成年人睾丸重10～20克，每克睾丸组织每天可

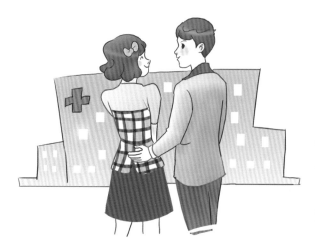

怀孕胎教育儿全书

以产生约1000万个精子。到40岁后，生精能力逐渐减弱，但60～70岁甚至个别90岁的老人还具有生精能力。因此男性的生育年龄明显长于女性。

2 卵子

卵子是由卵巢的原始卵母细胞发育而成。女性青春期发育后，每个月经周期排出一个成熟卵子，有时为两个。一个妇女一生约排出400个卵子，最多500个。卵子的发育起源于胎儿时期，形成于青春期，发育在育龄期，历时几十年。因此说高龄准妈妈的卵子历经数十年，可能出现畸形的概率就比较高。在55岁左右，女性就进入绝经期，卵巢失去排卵的功能，从此失去生育功能。

新生命是如何开始的？

1 排卵

女子进入性成熟期后，每个月生理周期一般有一个卵泡发育成熟排出卵子，排卵通常发生在两次月经中间，具体在下次月经来潮前的14天左右。排卵后卵子进入输卵管最粗的壶腹部，在此等待精子。

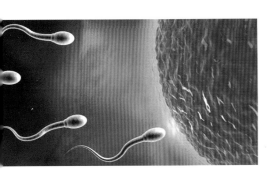

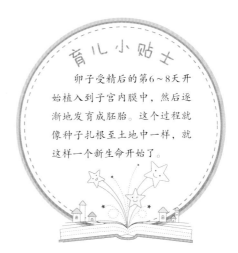

育儿小贴士

卵子受精后的第6～8天开始植入到子宫内膜中，然后逐渐地发育成胚胎。这个过程就像种子扎根至土地中一样，就这样一个新生命开始了。

2 射精

男性一次射精能排出数亿个精子，能到达输卵管壶腹部的不超过200个。精子在输卵管内游动3天左右，在输卵管外侧壶腹部与卵子相遇。

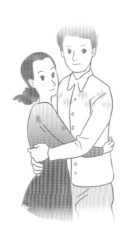

3 受精

只有一个精子能和等待在输

卵管内的卵子结合完成受精。这位幸运者将头部拱入卵细胞内，卵细胞表面便发生变化，以防其他精子进入。精子进入卵子，两性原核融合形成一个新细胞的过程称为受精。

当精子进入次级卵母细胞透明带时，标志受孕过程的开始。当精原核和卵原核的染色体融合在一起时，表明受孕过程的完结。新的细胞称为受精卵，是一个新生命的开始。

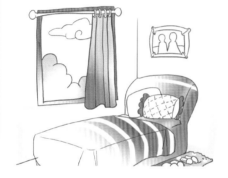

∽ 排卵日的计算

成功受孕必须在排卵期进行性交，所以计算排卵日不仅能辅助避孕，更有利于优孕计划的进行。

排卵一般发生在月经周期的中间，下次月经前14天左右。如果月经周期不规则，可粗略推算本次月经后的第15天前后为排卵期。单纯根据月经周期进行推算有时尚不能确定排卵日期。育龄妇女一般在每月排卵一个，但排卵与多方面因素有关，有时可提前有时会推迟，有时一次排两个，也有时暂不排卵。以下方法也有助于确定排卵日期。

1 基础体温的测量

基础体温是早晨醒后未做任何活动时在床上测得的体温，它间接反映卵巢的功能。排卵前基础体温比正常体温低，在排卵时体温持续下降0.1～0.2℃，排卵后体温立即升高0.3～0.5℃。直到下次月经来潮前1～2天体温才会下降。体温的这种高低变化绘成的曲线称为双相曲线，表示有排卵。如体温始终趋于同一水平，称为单相曲线，表示无排卵。

方法：必须睡眠6～8小时后测，每日把所测数据标在坐标纸上，连续测量2～3个月经周期。

2 白带的观测

正常情况下，白带的质和量随月经周期变化。来完月经后，白带色白、量少，呈糊状。在月经中期卵巢即将排卵时，由于宫颈腺体分泌旺盛，白带增多，透明、微黏、似蛋清样。排卵2～3天后，白带变混浊，黏稠而量少。月经前后，因盆腔充血，阴道黏膜渗出物增加，白带常常增多。

3 比林斯法

比林斯法是自我观察宫颈黏液并预测排卵的方法。自月经干净后到排卵日，宫颈黏液有一系列的动态变化。

● 外观：由混浊变为半透明，直至

怀孕胎教育儿全书

透明。

- 量：由少到中、直到多。

- 拉丝度：即黏液拉成丝状的长度，由不能拉丝，一拉即断，到逐渐拉长，直至可以拉到10厘米左右。

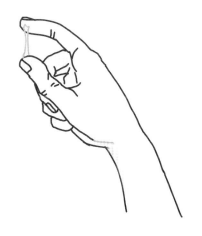

- 外阴：自我感觉由干燥转为潮润，最后为滑。

每晚临睡前用手纸擦一下阴道口（不要擦入阴道内），观察手纸上黏液透明度、量、拉丝度（用空白手纸轻贴手纸上的黏液慢慢拉长），并把外阴的感觉（干燥或湿或滑）一并记录下来。滑的感觉可能持续1~3天。润滑感最后一天称为黏液高峰日，黏液高峰日一般出现在排卵前2天至排卵后3天，月经过后开始产生第一天到黏液高峰日最后第三天视为可孕期，其余为安全期。通过观察子宫颈黏液和外阴的感觉来推测排卵日的方法被称为比林斯自然避孕法。

4 新婚期不能马上怀孕的原因

由于新婚期间夫妻双方的精神和身体都比较疲惫，状态不佳，夫妻性生活比较频繁，导致精子和卵子的质量不高。新婚期间怀孕，出现自然流产或出生缺陷、智力低下儿的情况较多。所以，新婚期间应采取避孕措施。要想孕育健康聪明的宝宝，必须等到夫妻身体健康状况良好、精力充沛、情绪稳定、性生活协调时，再选时机受孕。一般情况，在结婚与生育之间，应有一年以上的时间间隔。

5 照X线射后可以立即怀孕吗?

妇女在怀孕前一段时间内不要接受X线照射。如果在怀孕前4周内接受过X线照射，就会发生问题。医用X线的照射量虽然很少，但它能杀伤人体内的生殖细胞，即使是微量也可能使卵细胞的染色体发生畸形变化或基因突变。因此，为避免X线对后代的影响，接受X线透视的妇女，尤其是腹部透视者，至少要超过4周以后才适宜再怀孕，这样才较为安全。

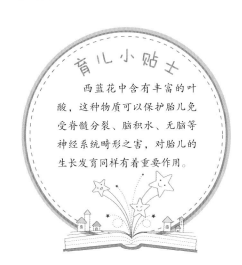

育儿小贴士

西蓝花中含有丰富的叶酸，这种物质可以保护胎儿免受脊髓分裂、脑积水、无脑等神经系统畸形之害，对胎儿的生长发育同样有着重要作用。

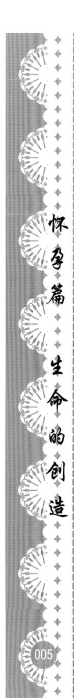

怀孕篇 生命的创造

孕前要做好营养储备

营养准备要提前3个月开始

怀孕是一个特殊的生理过程。但由于胎儿的生长发育使母体负担加重，在妊娠过程中，准妈妈会遇到一些不同程度的功能或病理性的问题。妊娠期间，准妈妈不仅要给腹中的胎儿供给养料，而且要为分娩的消耗和产后哺乳做好营养的储备，因此，从怀孕前3个月开始，合理补充营养十分重要。

精子成熟大约需要3个月，母体也必须提前进行营养储备，所以从孕前至少3个月开始，双方应加强营养，改掉不良饮食习惯，改善身体的营养状态。

对大多数夫妇而言，应做好合理营养、身心愉快、养精蓄锐和增强体质。所谓合理营养是指有充足的热量供应、蛋白质、矿物质、维生素、微量元素等。怀孕前，夫妇可多吃点鸡、鱼、瘦肉、蛋类、豆制品等富含蛋白质的食品，同时还应多吃蔬菜和水果，以保证生殖细胞的发育，给未来的胎儿准备好"全面营养基"。

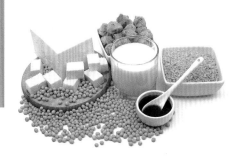

准妈妈孕前就要补充叶酸

叶酸是一种水溶性B族维生素，它参与人体新陈代谢的全过程，是合成人体重要物质DNA的必需维生素。它的缺乏除了可以导致胎儿神经管畸形外，还可使眼、口唇、腭、胃肠道、心血管、肾、骨骼等器官的畸形率增加。

准妈妈必须从怀孕前一个月开始补充叶酸，强调怀孕前就要开始服用的目的是为使妇女体内的叶酸维持在一定的水平，以保证胚胎早期有一个较好的叶酸营养状态。据研究，妇女在服用叶酸后要经过4周的时间，体内叶酸缺乏的状态才能得以纠正。这样在怀孕早期胎儿神经管形成的敏感期中，足够的叶酸才能满足神经系统发育的需要，而且要在怀孕后的前3个月敏感期中坚持服用才能起到最好的预防效果。

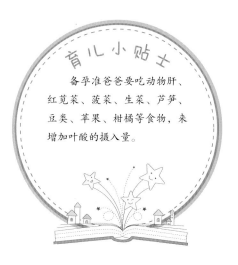

育儿小贴士

备孕准爸爸要吃动物肝、红苋菜、菠菜、生菜、芦笋、豆类、苹果、柑橘等食物，来增加叶酸的摄入量。

准妈妈应该补充叶酸

叶酸在绿叶蔬菜、水果及动物肝脏中储存丰富，准妈妈孕前除了多吃绿叶蔬菜、水果及动物肝脏外，每天服用0.4毫克的叶酸增补剂可以预防胎儿大部分神经管畸形的发生。

叶酸的主要食物来源有以下几个方面：

1 绿色蔬菜

莴苣、菠菜、西红柿、胡萝卜、青菜、龙须菜、花椰菜、油菜、小白菜、扁豆、豆荚、蘑菇等。

2 新鲜水果

橘子、草莓、樱桃、香蕉、柠檬、桃子、李子、杏、杨梅、海棠、酸枣、山楂、石榴、葡萄、猕猴桃、梨、胡桃等。

3 动物食品

动物的肝脏、肾脏、禽肉及蛋类，如猪肝、鸡肉、牛肉、羊肉等。

4 豆类坚果

黄豆、豆制品、核桃、腰果、栗子、杏仁、松子等。

5 谷物

大麦、米糠、小麦胚芽、糙米等。

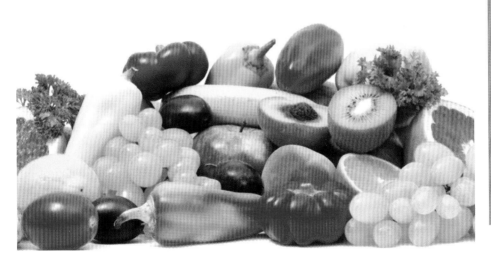

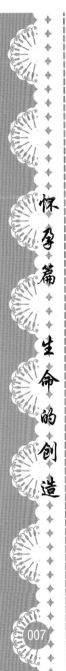

怀孕篇 生命的创造

◯ 准爸爸为什么也要补充叶酸？

补充叶酸不是女人的专利，对准爸爸同样具有重要意义。

准爸爸缺乏叶酸，会导致精液浓度降低、精子活力减弱，而且精液中携带的染色体数量也会发生异常，出现过多或过少的情况，这不仅会增加准妈妈流产的概率，而且会引起新生儿出生缺陷，如唐氏综合征，还会使新生儿长大后患癌症的危险性增加。

◯ 准妈妈要补充维生素E

维生素E又名生育酚，能促进性激素分泌，增加女性卵巢机能，使卵泡数量增多，黄体细胞增大，增强黄体酮的作用，能促进男性精子的生成及增强其活力，对防治男女不育不孕及预防先兆流产具有很好的作用。可见，维生素E的确有助孕的效果。

补充维生素E的最好方法是从食物中摄取，但因为维生素E在人体中的吸收率不高，这时候就需要用维生素E制剂来进行补充，每日10～20毫克便基本足够，否则容易产生副作用，建议在医生指导下选择维生素E制剂。

◯ 准爸爸要补锌

锌直接参与精子内的糖酵解和氧化过程，保持精子细胞膜的完整性和通透性，维持精子的活力。研究表明，男性缺锌会导致性发育缓慢，性成熟延迟，

性器官幼稚型，性功能下降，男性精子减少。另外，缺锌会导致味觉及食欲减退，减少营养物质的摄入，影响身体健康。

成人每天的锌需要量大约为2.2毫克，含锌丰富的食物有豆类、小米、萝卜、大白菜、牡蛎、牛肉、猪肉、茶

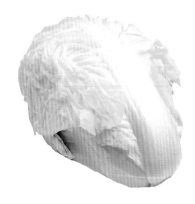

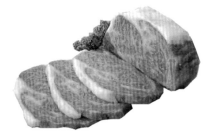

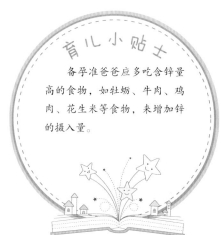

育儿小贴士

备孕准爸爸应多吃含锌量高的食物，如牡蛎、牛肉、鸡肉、花生米等食物，来增加锌的摄入量。

怀孕胎教育儿全书

叶、干酪、花生酱、鸡肉、面粉等。

精子量少的男子，可先做体内含锌量检查。若因缺锌所致，应多吃含锌量高的食物。据营养学研究报告，每100克牡蛎含锌100毫克，每100克牛肉含锌4～8毫克，同样量的鸡肉则含3毫克，鸡蛋含3毫克，鸡肝含2.4毫克，花生米含2.9毫克，猪肉含2.9毫克。这些都是补充锌的理想食物。

哪些食物可以提高精子质量？

精子是繁殖后代的重要媒介，是决定男子生育能力的关键，目前，因精子量太少而造成不育的病人占相当大的比例。男性由于精子量少而引起不育的原因较为复杂，但除已查明属功能障碍的原因外，均可在日常生活中通过饮食来调养。

1 海产品

如鳝鱼、鱿鱼、带鱼、鳗鱼、海参、墨鱼、章鱼等海鱼中含有丰富的精氨酸，有利于精子量增加，促进生殖功能。

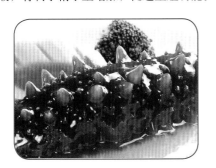

3 鸡蛋

鸡蛋的营养，有利于消除性生活后的疲劳感，在体内还可以转化为精氨酸，提高精子质量，增强精子活力。

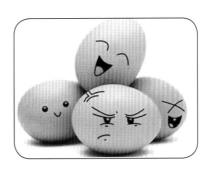

2 水果

番茄、葡萄等果菜中含有的番茄红素可以增加精子数量，提高精子运动能力。

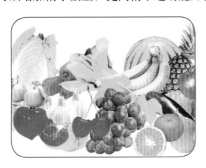

4 韭菜

据《本草纲目》记载，韭菜有补肝、肾，暖腰膝，壮阳固精的功效。

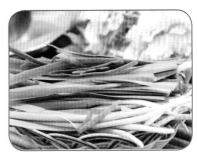

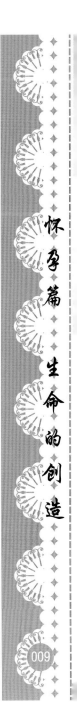

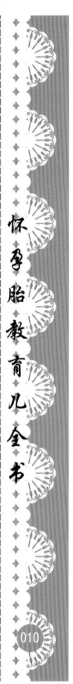

精子形成的必要成分是精氨酸。精氨酸含量较高的食物有：鳝鱼、泥鳅、鱿鱼、带鱼、鳗鱼、海参、墨鱼、章鱼、蜗牛等，其次是山药、银杏、冻豆腐、豆腐皮。精子量少的男性多食此类富含精氨酸的食物，有利于精子量增加，从而促进生殖功能。

孕前为何要做好心理准备？

身体准备固然重要，心理准备也要重视，因为受孕时的心理状态与优生密切相关。不良心理和情绪不仅会影响成功受孕，而且还会影响卵子和精子的质量等，从而影响受孕后胎儿的素质。

此外，良好的气候、整洁清爽的环境，也能使男女双方心情舒畅，心理平静，有利于精卵结合着床和胎儿的发育成长。

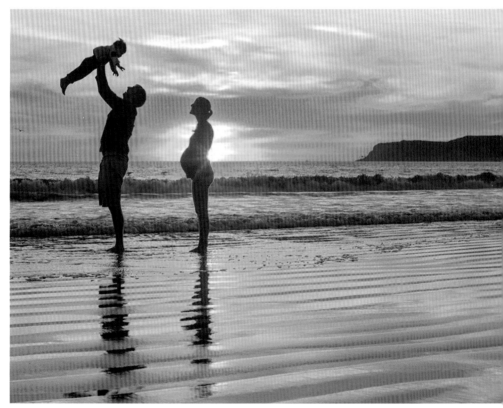

孕前不宜养宠物的原因

弓形虫是依附在动物体内的一种寄生虫，由它导致的弓形虫病可引起人畜共患。几乎所有的哺乳动物和鸟类都是弓形虫病的传染源，尤其是猫，是弓形虫病的主要传染源。

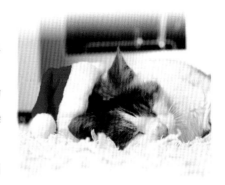

准妈妈感染弓形虫病后，可通过胎盘引起胎儿先天性弓形体病，可引起早产、死产或产后呈活动性疾病，表现为脉络膜视网膜炎、抽搐、发热、黄疸、肝脾肿大、皮疹等，以后还可能出现脑积水。所以准备怀孕的妇女应暂时离开宠物。

孕前应避免哪些有害物质？

许多物理、化学、生物因素会干扰人体的内分泌系统，甚至导致生殖功能异常或生殖器官畸形，使精子畸形或染色体异常。这些有害物质包括铅、苯、二甲苯、汽油、氯乙烯、X线及其他放射性物质、农药、除草剂、麻醉药等。

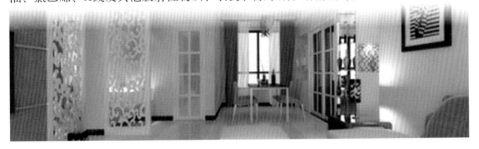

1 注意居室装修

甲醛对人体内的遗传物质有很强的损伤作用，各类装饰材料都不同程度含有甲醛。选装饰板材时，一定要选择甲醛含量低的合格材料。另外，苯常含于油漆、涂料、黏胶剂中，也是重要的污染源。注意不要购买含苯的涂料或黏胶剂。房子装修后，最好打开门窗过一个夏季再搬进。

2 远离射线

X射线及其他放射性物质，都可引起精子染色体发生畸变，导致胎儿畸形。

3 避免接触其他有害物质

如果接触农药、杀虫剂、二氧化硫、铜、镉、汞、锌等有害物质过久，体内残留量在停止接触后6个月至1年才能基本消除，在此期间不宜受孕。

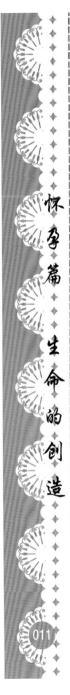

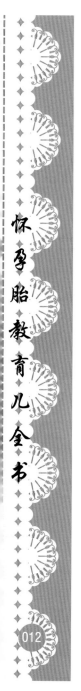

孕前应在什么时候停服避孕药？

长效避孕药

口服避孕药的主要成分是雌激素和黄体素，服用避孕药的女性，如欲生育，应在停药半年以后怀孕，在停药后的半年中，最好采用避孕套避孕，如果服药期间意外受孕，应及早终止妊娠，以防生育畸形。

紧急避孕药

紧急避孕药是通过阻止受精卵着床达到避孕的目的，药效较强。因此，至少要在1个月经周期后，月经恢复到服药之前的状况才可以怀孕。

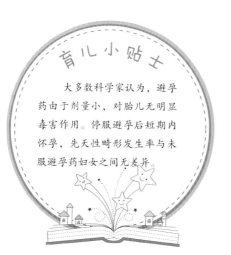

育儿小贴士

大多数科学家认为，避孕药由于剂量小，对胎儿无明显毒害作用。停服避孕后短期内怀孕，先天性畸形发生率与未服避孕药妇女之间无差异。

孕前应避免服用什么药物？

大家一般不注意妊娠前准妈妈用药对胎儿的危险性，以连续的关系看，有些药物在孕前使用对胎儿有一定影响，如胎龄第1周死亡或胚泡细胞数减少等可造成流产、畸胎、死胎、智能障碍。准爸妈准备怀孕时应避免服用以下药物。

◆引起染色体损害的药物，如奋乃静、氯丙嗪和致幻药等。

◆对细胞有毒的药物，如硫唑嘌呤、环磷酰胺。

◆诱发排卵的药。

◆抗生素类药，如喹喏酮类药。

◆激素之类的药物，不管是雄激素、雌激素都会使胎儿男性化或女性化。有些激素可能导致男胎女性化或是女胎长大后易患阴道癌。

◆抗癫痫的药。

◆肾上腺皮质激素之类的药物。

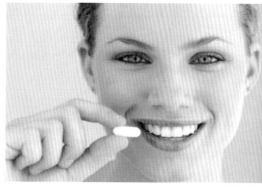

孕前准爸爸应改变哪些不良生活习惯？

1 穿紧身牛仔裤

尤其是透气性差、散热不好的化纤类紧身裤，会让阴囊处于密闭状态，空气不流通，使细菌滋生，引起生殖道的炎症。同时也阻碍阴囊皮肤散热降温，限制血液循环，妨碍精索静脉回流，对精子很不利。

2 桑拿浴及过频的热水浴

睾丸产生精子需要比正常体温（37℃）低1～1.5℃的环境。孕前准爸爸要少蒸桑拿，减少热水浴时间和次数，以保证精子的数量和质量。

3 手机放裤兜

手机放在裤兜或者别在腰间，容易使睾丸受到电磁波的辐射，影响精子的数量和活力，最好把手机放在桌上或者拿在手中。

4 偏食

精子的生存需要优质蛋白质、钙、锌等矿物质和微量元素，精氨酸及多种维生素等，如果偏食，饮食中缺少这些营养素，精子的生成会受到影响，或许会产生一些"低质"精子。因此，在准备怀孕期间丈夫应做到营养全面，不偏食，不挑食，并适当多吃些富含锌、精氨酸等有利于优质精子形成的食物。

5 情绪不稳定

若经常忧郁、烦恼或脾气暴躁，会使大脑皮质功能紊乱，造成神经系统、内分泌功能、睾丸生精功能以及性功能不稳定，也会影响精子的产生和质量。

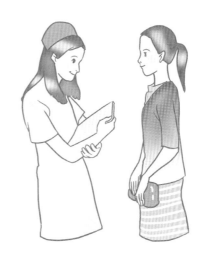

孕前应什么时候做检查？

一般情况下，医生会建议夫妻二人同时在计划怀孕前3～6个月就开始做检查。这样做，在补充营养、叶酸以及接种疫苗方面，都可留有充裕的时间。

此外，一旦检查出其他问题，还可以有时间进行干预治疗。

孕前检查的项目有哪些？

1 体格检查

对身体的各个脏器，如心脏、肝脏、肾脏等，做一次全面、系统的检查，医生会告诉你你的身体状况是否适合怀孕。

2 妇科检查

◆普通妇科检查　包括阴道分泌物检查，如真菌、滴虫、淋球菌、沙眼衣原体、梅毒螺旋体等，这些都有可

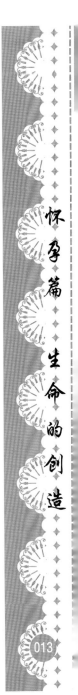

能引起胎儿宫内或产道内感染，影响胎儿的正常发育，还会引起流产、早产等危险。如有感染，应推迟受孕时间，先进行治疗。

◆妇科的内分泌检查　包括卵泡促激素、黄体生存激素等6个项目。可以对月经不调等卵巢疾病进行诊断。

3 一般实验室检查

◆血常规和血型　了解血色素的高低，如有贫血可以先治疗，再怀孕；了解凝血情况，如有异常可先治疗，避免生产时发生大出血等意外情况；了解自己的血型，万一生产时大出血，可及时输血。

◆尿常规　了解肾脏的一般情况和改变，其他脏器的疾病对肾脏功能有无影响，药物治疗对肾脏有无影响等。

便常规查虫卵、潜血试验，检验粪便中有无红细胞、白细胞，排除肠炎，痔疮，息肉等病变。

4 肝、肾功能检测

10个月的孕期对母亲的肾脏系统是一个巨大的考验，身体的代谢增加会使肾脏的负担加重。检查肝、肾功能的各项指标，可诊断有无肝脏及肾脏疾病、疾病的程度以及评估临床治疗效果和预后。

5 孕前的特殊检测

◆性病检测　梅毒、艾滋病是性传染病，严重影响胎儿健康。若夫妻双方怀疑患有性病或曾患性病者，应进行性病检测。检测结果异常时，请及时治疗。

◆ＡＢＯ溶血检查　包括血型和抗Ａ、抗Ｂ抗体滴度的检测。若女性有不明原因的流产史或其血型为Ｏ型，而丈夫血型为Ａ型或Ｂ型时，应查此项，以避免宝宝发生溶血症。

◆脱畸全套　60%～70%的女性都会感染上风疹病毒，一旦感染，特别是妊娠头三个月，会引起流产和胎儿畸形。因此可以做脱畸全套检查，包括风疹、弓形虫、巨细胞病毒三项。

◆染色体检查　主要是检查遗传性疾病，比如有遗传病家族史者可以在孕前3个月静脉抽血检查。

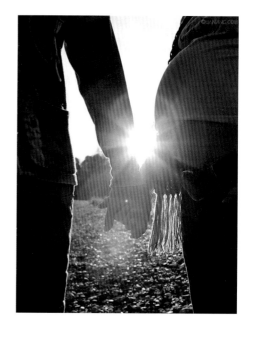

怀孕胎教育儿全书

孕前要做口腔检查

如果计划怀孕，准妈妈别忘记做口腔的孕前检查。保证牙齿的健康，也是安全度过孕期的前提之一。孕期牙齿要是痛起来很棘手，用药或拔牙等手术对妊娠可能会有影响。尤其当牙龈等软组织发生炎症时，细菌容易进入体内，引起胎盘血管内膜炎，从而影响胎盘功能，导致早产。所以发现牙患，宜及早治疗。

检查时间为孕前6个月。根据需要孕前可能进行下列项目的口腔检查。

◆牙龈炎和牙周炎。

◆蛀牙。

◆阻生智齿。

◆口腔卫生。

如果牙齿没有其他问题，只需洁牙就可以了，如果牙齿损坏严重，就必须拔牙。检查费用在100～1000元。

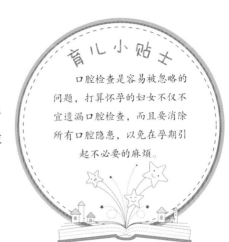

育儿小贴士

口腔检查是容易被忽略的问题，打算怀孕的妇女不仅不宜遗漏口腔检查，而且要消除所有口腔隐患，以免在孕期引起不必要的麻烦。

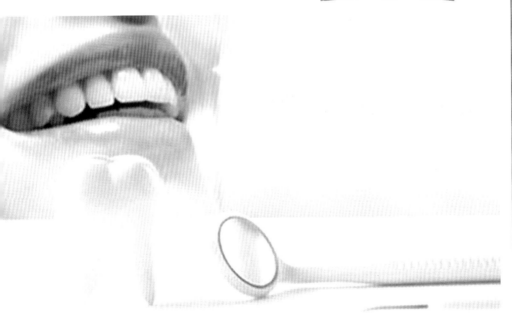

孕前宜注射哪些疫苗？提前多长时间？

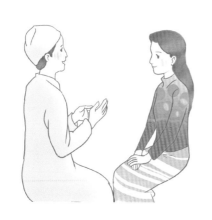

孕前重点建议注射的疫苗有两种：一是注射乙肝疫苗；二是注射风疹疫苗。

乙肝疫苗须在怀孕前11个月注射。乙肝疫苗是按照0、1、6的程序注射的，即从第一针算起，在此后1个月时注射第二针，6个月时注射第三针。因此至少应该在孕前9～10个月进行，以保证怀孕时体内的乙肝疫苗病毒完全消失，并且产生抗体。

风疹疫苗要提前8个月注射。如果在孕期感染了风疹病毒，很可能会导致胎儿畸形。所以这个环节不能省略。医生建议风疹疫苗至少应该在孕前3个月注射，这样才能保证怀孕的时候体内风疹疫苗病毒完全消失，不会对胎儿造成影响。为了保险起见，建议提前8个月注射风疹疫苗。

备孕准爸爸需要做哪些检查？

为了孕育一个健康宝宝，备孕准爸爸要做如下检查。

1 精液分析

检查精液量、颜色、黏稠度、pH及精子密度、活动率、形态等，从而了解精液的受孕能力，预知精液是否有活力及是否少精、弱精。

2 内分泌激素

了解体内性激素水平。

3 体格检查

了解是否有生殖器官、阴茎、附睾、睾丸、前列腺、精素及精索静脉等疾病。

4 血常规18项

了解有无病毒感染、白血病、组织坏死、败血症、营养不良、贫血、血型等。

5 血糖

了解是否患有糖尿病等。

6 肝功能

了解肝功能是否受损，是否有闭塞性黄疸、急（慢）性肝炎、肝癌等肝脏疾病的初期症状。

7 肾功能

了解肾脏是否有受损、是否有急（慢）性肾炎、尿毒症等疾病。

8 血脂

了解是否有高血脂。

9 尿常规

了解泌尿系统是否有感染及其他泌尿系统疾病。

10 便常规

检验粪便中有无红细胞、白细胞及虫卵等。

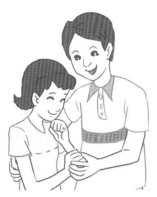

准爸爸要提前治疗生殖系统疾病

男性生殖器官中，睾丸是创造精子的"工厂"，附睾是储存精子的"仓库"，输精管是"交通枢纽"，精索动、静脉是后勤供应的"运输线"，前列腺液是运送精子必需的"润滑剂"。如果其中某一个环节出现问题，都会影响精子的产生和运输。例如梅毒、淋病等性病会影响精子的生成、发育和活动能力，前列腺炎、精索静脉曲张、结核等疾病可造成不育，需进行早期治疗。

遗传咨询

遗传咨询是优生工作的重要组成部分，它是由从事医学遗传学的医生根据医学遗传学的原理，对患有遗传病的病人及家属提出的有关疾病问题 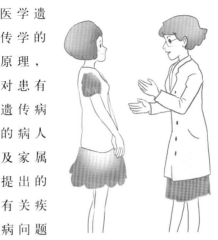 进行解答的过程。咨询的目的是为了在是否应该生育这个问题上做出合理的决定。

遗传性疾病就是指生殖细胞或受精卵的遗传物质发生畸变或突变所引起的疾病，遗传性疾病也可以代代相传，如不加以控制，将势必把缺陷和疾病进行扩散，影响下一代身体素质的提高。为了能生一个健康、聪明、活泼的孩子，要通过各种途径来减少或杜绝遗传病儿的出生。在准备要孩子时进行遗传咨询，是控制遗传疾病的重要一步。

优生的禁忌

1 忌近亲结婚

近亲结婚会导致胎儿畸形，

孩子智力下降，容易患有多种先天性疾病。

2 忌同病相恋而结婚生子

夫妻双方患有同一种疾病，很容易将这种疾病遗传给后代。

3 忌婚前不体检

婚前体检是夫妻双方婚后生活和谐幸福的保障。在婚前体检中，还可以检查出夫妻双方是否有影响优生优育的问题，防患于未然。

4 忌对生育知识缺乏必要的了解

有不少新婚夫妻由于对生育知识缺乏了解，婚后几年仍不见生子。他们对此焦急万分，甚至相互埋怨，导致家庭不和睦。

5 忌高龄妊娠

对女性来说，最佳怀孕年龄应在25～30岁，超过35岁再怀孕，同样会影响孩子的健康和智力。男性年龄可以适当高点，但也不宜太高。

6 准妈妈忌滥用药物

准妈妈滥用药物会直接影响体内胎儿的生长发育，同时会造成早产、流产或死胎等现象。确实需要用药时，应在医生的指导下服用。

7 准妈妈忌病毒感染

病毒感染不仅会影响母体的健康，而且会对胎儿构成一定的危险。

8 准妈妈忌玩宠物

准妈妈玩宠物有可能使准妈妈感染上疾病，如准妈妈感染弓形体，会直接传染给胎儿，导致胎儿畸形。

9 准妈妈忌性生活无度

怀孕对于女性来说是一个重要时期，在这一阶段中，夫妻应节制性生活，尤其怀孕初期3个月和最后2个月，更应特别注意，否则容易引起流产或早产。

10 准妈妈忌接触有害有毒物质

准妈妈过多地接触化学农药、铅、X射线等会使胎儿畸形，也可能使胎儿患白血病、恶性肿瘤等疾病。

11 忌带病怀孕

女性患有心脏病、肝炎、结核病、肾炎以及精神疾病时，切勿急于怀孕，因为这时怀孕对母与子都不利。

应先治疗疾病，然后在医生指导下怀孕。

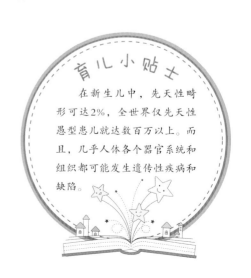

育儿小贴士

在新生儿中，先天性畸形可达2%，全世界仅先天性愚型患儿就达数百万以上。而且，几乎人体各个器官系统和组织都可能发生遗传性疾病和缺陷。

怀孕胎教育儿全书

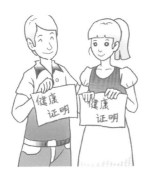

优生的措施

1 进行婚前检查和孕前检查

婚前检查是优生的重要内容，主要是对男女双方在结婚登记之前进行询问、身体检查，包括实验室和其他各种理化检查，以便及时发现不能结婚、生育的疾病，或其他生殖器畸形等，供当事人婚育决策时参考。当前婚前检查由强制转为自愿，有一些男女结婚未做过婚前检查，为此，孕前检查就变得尤为重要。

2 选择最佳怀孕年龄和受孕时机

为胎儿各方面的发育创造人为的"天时""地利"的条件。

3 进行早孕指导

做好孕期保健，使胎儿健康地发育成长。

4 遗传咨询

遗传咨询是指遗传病家族史或患者以及生育遗传病儿者，需要根据详细病史、家谱分析、体检及化验等明确该类疾病再现的可能性有多大，有无

产前诊断的方法，然后再决定是否可以生育。

5 进行产前诊断

在妊娠期间，用各种方法了解胎儿的情况，预测胎儿是否正常或有某些遗传病，以决定胎儿的保留与否。对个别的遗传病还可以通过新生儿筛查加以控制。

6 避免有害环境

如大气、饮水、电磁辐射以及其他化学物理因素对胎儿的危害和影响。

7 加强孕期营养

保持良好的精神心理状态，适当活动和锻炼。在轻松、恬静、舒适的环境里孕育胎儿。

育儿小贴士

优生五项检查，主要是验血，检查血液中有无弓形虫，风疹病毒，巨细胞病毒，单纯疱疹病毒及其他病毒。

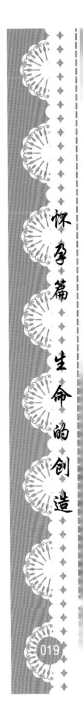

孕前要做好优生咨询

准备怀孕的夫妻都应该到医院，请医生为你们做一次优生方面的咨询，向优生专家详细说明自己和配偶现在的身体健康状况，并且把家庭中其他成员的健康状况也向医生讲清楚。如果被确认有家族病史的话，就要提早找出解决方案，从而及时保护宝宝的健康。

男子的最佳生育年龄

我国婚姻法规定：男子不得早于22周岁，女子不得早于20周岁结婚。这是符合青年男女的心理和生理发育特点的。从身体来看，男性27～35岁是生育的最佳时期，男子过了35岁，体内的雄性激素也开始衰减，平均每过一年其睾丸激素的分泌量就下降1%。

法国一位叫作歇洛兹的教授，调查发现那些在父亲30～35岁年龄段出生的孩子，在智力测验中所获得的分数最高。他的结论是：30～35岁的男子，其精子有最强大的生命力，最宜生育。

女子的最佳生育年龄

女性的生殖器官在青春期就基本发育成熟，理论上认为可以怀孕。但是20岁以前身体各部分仍处于发育时期，而且这时的精力、记忆力、时间等各方面都处于学习知识的最佳阶段。过早怀孕会影响女性的身体、工作和学习等各个方面。从医学角度讲早育生产的婴儿先天性畸形的比率较高。

20～30岁的妇女身体发育成熟，并正处在生育旺盛期，对妊娠、分娩期间的心理变化和精神刺激以及身体的变化都能很好地调解和适应，各方面已具备了做母亲的条件，能胜任哺乳与教育下一代的任务。如果妇女超过30岁生孩子，各方面的条件都不如30岁以前好；尤其不要超过35岁再生孩子，而成为高危产妇。

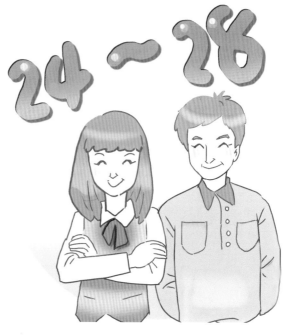

最佳的受孕季节

一般认为，受孕最佳季节应是夏末秋初的7～9月。此时正值天高气爽，各种蔬菜水果源源上市，且新鲜充足。便于准妈妈休息好，营养丰富，维生素摄入量多，有利于胎儿发育。

孩子出生的季节，正是春夏之际，气候渐暖，衣着日趋单薄，婴儿洗澡不易受凉，住室可以开窗换气，减少污染，有利于母婴健康。孩子满月后又可抱出室外进行日光浴、空气浴，可预防佝偻病的发生。

母亲多吃些蔬菜、水果和新鲜的鸡、鱼、肉、蛋，营养丰富，便于供给孩子充足的奶水。同时，由于气候适宜和营养丰富，产妇的伤口也易愈合。当盛夏来临，母亲和孩子的抵抗力都已得到加强，容易顺利度过酷暑。到了严冬时节，孩子已经半岁，对健康过冬十分有利。

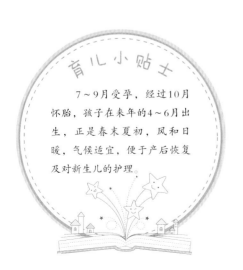

育儿小贴士

7～9月受孕，经过10月怀胎，孩子在来年的4～6月出生，正是春末夏初，风和日暖，气候适宜，便于产后恢复及对新生儿的护理。

最佳的受孕时刻

一天当中，何时受孕最为合适呢？科学家根据生物钟的研究表明，人体的生理现象和机能状态在一天24小时内是不断变化的，早7时至12时，人的身体机能状态呈上升趋势；13时至14时，是白天里人体机能的最低时刻；17时再度上升，23时后又急剧下降。普遍认为，21～22时同房受孕是最佳时刻。在此段时间同房，事后夫妻会很快进入睡眠。女方睡眠中的身体平卧，有利于精子沿子宫内壁向输卵管里游动，对精子顺利到达输卵管壶腹部跟卵子结合很有利。所以说，夫妻在21～22时同房，是最佳的怀孕时间。

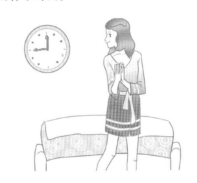

最易受孕的性生活频率

当有些夫妻想要宝宝时，有意识增加性生活的次数，认为这样可以尽快怀孕，但结果往往适得其反。

因为夫妻性生活频率过高，就会导致精液量减少和精子密度降低，使精子活动率和生存率显著下降，精子并没有

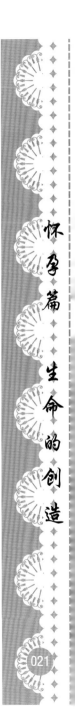

完全发育成熟，与卵子相会的"后劲"大大减弱，受孕的机会自然降低了。

如果想要宝宝，夫妻的性生活以每周1～2次为适中，在女性排卵期前后可以适当增多。

怀孕征兆

◆停经。平时月经有规律，突然月经过期10日以上，应考虑有妊娠的可能。

◆早孕反应。约半数以上准妈妈停经6周左右有头晕、乏力、嗜睡、食欲缺乏、恶心、晨起呕吐，持续到12周症状可消失。

◆尿频。妊娠早期准妈妈常感小便次数增多，妊娠中期自行消失。这是由于增大的子宫压迫膀胱引起的，是胎儿生长的信号。

◆乳房胀痛。怀孕早期妇女的乳房即开始变化，妊娠8周起，乳房就逐渐膨大，使准妈妈的乳房发胀或刺痛。

◆基础体温升高。如果测量基础体温，可发现晨起的基础体温升高0.5～1℃。

◆皮肤颜色发生变化。怀孕后，可能会产生皮肤色素沉淀或腹壁产生妊娠纹，尤其怀孕后期更为明显。

◆阴道黏膜变色。怀孕初期，阴道黏膜可能会因充血而呈现出较深的颜色，这些由医师做判断。

◆容易疲倦。孕初期容易疲倦，常常想睡觉。

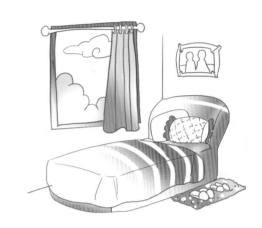

判断是否怀孕的常见方法

一般有四种检孕方法：尿液检查、B超检查、妇科检查和血液化验检查。

1 尿液检查

尿液检查是最常见的检查方法，且可通过早孕试纸在家中检测，也可在医院检测，为提高准确性最好用清洁的中段晨尿检查。尿液检验结果阳性，证明可能怀孕，如为阴性应在1周后复测，检验结果一般是可信的，但为排除异位妊娠，仍需要到医院检查。

2 B超检查

用B超诊断早孕是最可靠的。最早在妊娠第5周，即月经过期一周，在B型超声波屏上就可显示出子宫内有圆形的光环，又称妊娠环，环内的暗

怀孕胎教育儿全书

区为羊水，其中还可见有节律的胎心搏动。

3 妇科检查

通过妇科检查方法来确定怀孕的话一般在停经40天左右进行检查。

4 血液化验检查

近年来许多医院都能用放射免疫方法来检查有无怀孕。这种方法是利用放射性同位素测定血液中有无微量的绒毛膜促性腺激素，一般在停经后4～5天就可以查出是否怀孕。

产前检查测量宫高和腹围的意义

测量宫高是了解胎儿发育情况，随着妊娠月份增加，宫高不断上升，通过测量宫底高度，如发现与妊娠周数不符，过大过小都要寻找原因。如做B超等特殊检查，有无双胎、畸形、死胎、羊水过多、羊水过少等问题。

测腹围是通过测量平脐部环腰腹部的长度了解子宫横径大小，对应宫底高度以便了解宫腔内的情况及子宫大小是否符合妊娠周数。

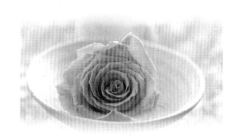

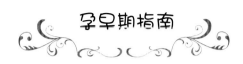
孕早期指南

早孕反应该如何缓解？

早孕反应对孕妇和胎儿影响不大，而重症者，由于进食少甚至完全不能进食，则可发生营养不良，维生素和矿物质缺乏，对孕妇和胎儿均可造成不良影响。因此发生妊娠呕吐应注意以下3个方面。

1 消除精神紧张情绪

一般地讲，大多数妇女怀孕后，或轻或重地都会发生恶心、呕吐、嗜睡、乏力等早孕反应，一般在12周后会自然消失。因此准妈妈正确对待妊娠和分娩，保心情舒畅、精神愉快，消除不必要的顾虑。

2 注意休息，加强营养

对一般的恶心、呕吐等早孕反应，应注意休息，饮食上多吃些清淡可口、易消化的饭菜，不要吃油腻的食物。每次不要吃得太饱，可少吃多餐，同时多吃蔬菜、水果以补充维生素和矿物质。

3 全面检查

对反复呕吐、不能进食等

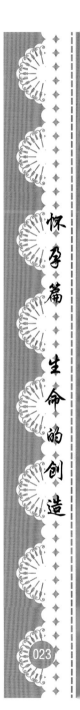

重症情况，应去医院由医生做全面检查，必要时应住院治疗，以防止发生意外情况。

保持心情舒畅

首先要知道这些反应不是病，然后可以采取转移注意力的办法，如和丈夫一起去看电影、去朋友家做客、逛公园、观花赏景等。同时，坚持进食，牢记吃饭是为了孩子的健康发育。

因为每个人的情况不同，有人有反应，有人无反应，且反应的时间长短不

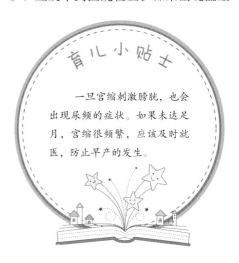

育儿小贴士

精神因素对妊娠剧吐的发生有着较大的关系，特别是准妈妈对妊娠本身有恐惧心理，或有厌烦，以及受到民间封建迷信思想影响等等，均可致呕吐加剧。有严重痛经史者，发生妊娠剧吐的增多。

一，但只要在各方面尽可能地消除产生早孕反应的原因，就一定能顺利地度过反应期。

早孕反应太剧烈，如何解决？

早孕反应一般在清晨空腹时较重，但对生活和工作影响不大，不需要特殊

治疗，但如果早孕反应太过剧烈，则应考虑是否保胎。

早孕反应在妊娠12周左右会自然消失。有少数准妈妈反应较重，出现妊娠剧吐，呈持续性，食、水难进。

由于频繁剧吐，吐物除食物、黏液外，还可有胆汁和咖啡色样物（证明是胃黏膜出血）。准妈妈明显消瘦、尿少，应及早到医院检查。如果出现血压

育儿小贴士

一旦宫缩刺激膀胱，也会出现尿频的症状。如果未达足月，宫缩很频繁，应该及时就医，防止早产的发生。

降低，心率加快，伴有黄疸和体温上升，甚至出现脉细、嗜睡和昏迷等一系列危重症状时，不宜强求保胎，应及时住院终止妊娠。

准妈妈尿频的原因

尿频是准妈妈最容易产生的症状和困扰，这主要是因为逐渐增大的子宫和胎头挤压到膀胱，让准妈妈产生尿意，进而发展为尿频。

膀胱位于子宫的前方，怀孕3个月

时，子宫增大，从骨盆腔出来，可以在耻骨联合上方触及增大的子宫，此时，增大的子宫可以刺激前方的膀胱，出现尿频症状。到了中期后，子宫在腹腔内慢慢增大，对膀胱的刺激症状随之减轻。在妊娠28周以后，正常时均可出现不规律的子宫收缩（子宫发硬），但是，一般没有症状。

准妈妈会呼吸加快

为了适应宝宝的需求，孕期不断增大的子宫会压迫肺部下方的横膈膜，使呼吸困难。与此同时，准妈妈新陈代谢速度不断增加，二氧化碳的产生增加，全靠肺将之清除。同时，准妈妈体内需要更多的氧，肺通气量约增加了40%。因此随着每次呼吸吸入和排出的气体量增加，呼吸频率也加快了，呼吸也更深。

孕早期为什么会胀气？采用什么应对措施？

导致便秘的肠道变化同样可使你感到胀气。由于怀孕时子宫的增大会压迫到大部分的消化系统，因此消化道内会本能地产生气体与之抗衡。

应对措施——减缓胀气发生的方法。

◆时常让你的肠道保持蠕动。避免便秘可减少胀气的发生。

◆细嚼慢咽。当你吃饭、喝水速度很快时，很容易会咽下许多气体。吞下的气体越多，已经迟缓的肠道必须应付的气体越多。

◆避免食（饮）用含气的食物。常见的产气的食品包括：甘蓝菜、包心菜、花椰菜、芽甘蓝、豆类、青椒以及一些碳酸饮料，如汽水等。

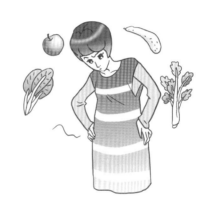

◆避免食用油炸以及过于油腻的食物。含高油脂的食物由于较难消化，因此，停留在消化道的时间相对较久，从而导致胀气。

孕早期骨盆区疼痛，应如何减轻？

在怀孕的前三个月，由于子宫韧带所引起的疼痛，往往较为短暂、轻微，更像是一种不适而不是真正的疼痛。要想减轻骨盆韧带的疼痛，你可以试着一脚站着，把另一脚抬起来，然后，尽量保持身体的平衡，用双手反向顶着椅背，然后将举起的脚保持离地5厘米左

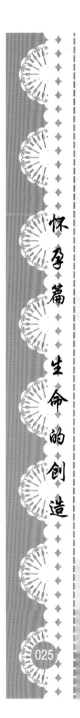

右，慢慢转向、接近疼痛的部位，然后停留10秒左右。重复10次，然后换脚。

预防流产的措施

◆在适宜年龄生产，可以减少流产的发生。

◆注意均衡营养，摄取足够的维生素与矿物质。

◆养成良好的生活习惯，协调工作压力，改善工作环境，避开所有污染物质。

◆避免使腹部紧张或受压迫的动作，如弯腰、搬动重物、伸手到高处去取东西及频繁地上楼下楼等活动。

◆不要乘坐震动很剧烈的交通工具，如坐汽车时尽量坐在前排。

◆稳定情绪，情绪激动和波动会诱发子宫收缩。一旦发生流产征兆，就应卧床休息，必要时去医院就诊。

孕早期应做好哪些保健？

◆早期妊娠应进行全面的病史询问和体格检查，并登记、建立母子保健手册；尽早检查是否患有贫血、高血压、心脏病、结核等并发症，并给予及时治疗；不宜继续妊娠者要尽早终止妊娠，对可能有遗传病及胎儿畸形者应做产前诊断。

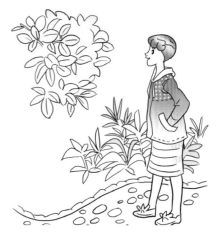

◆妊娠前8周是胎儿各器官、脏器发育形成的时期，此时如果受外界因素的干扰如病毒感染、药物、射线、有毒物质等，则可能产生胎儿畸形，因此应避免这些不良刺激。

◆妊娠反应轻者，可做一般性处理；妊娠剧烈呕吐应及早去医院检查治疗；如有腹痛、阴道流血时，应想到先兆流产、宫外孕等异常妊娠。

◆禁止性生活，特别是有"习惯性流产"史者。

孕期忌X射线诊断的原因

研究表明，准妈妈若在妊娠第2～25周接触大剂量X射线，可能引起胎儿先天畸形。最多见的畸形有生长迟缓、小头畸形、智力低下、小眼畸形等。

那么准妈妈在怀孕期间是否绝对不能做X线检查呢？根据现有资料，目前临床上使用的各种X线放射诊断方法基本上都是低频并经过滤的放射线，人体所接受的放射剂量较低，一般来说，准妈妈接受这一剂量范围的剂量照射时引起胚胎发育异常的危险度是很低的。

但是有足够的证据表明，准妈妈在妊娠期间接受腹部放射性治疗或诊断，可能对胚胎产生有害的影响。

如果确实需做X线检查，一定要请有经验的放射科医生和专科医生会诊，准确地确定准妈妈所受照射的总剂量，并估计胚胎所吸收的总剂量。

因此准妈妈在孕期一定要慎重接受X线检查，最好不接触X线。

孕妇要小心手机辐射

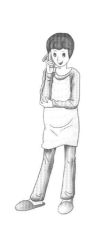

现在手机成了我们生活中必不可少一种通信工具，做到不使用很难，准妈妈有必要要使用，一定要多加防护，如尽量不要在汽车内接通手机，因为据有关专家测定，此时的电离辐射比其他场所突然增大好多倍；而且，最好在手机接通后1～2秒再拿起话机通话，以减轻对脑部的辐射，因为手机在接通的刹那间电磁辐射的强度会突然增强，而在接通后，电离辐射的强度便很快减弱了。

准妈妈不宜穿高跟鞋

妇女在怀孕期间，由于体态生理上的改变，身体笨拙，行走不便。而高跟鞋的鞋跟一般均超过4厘米，使准妈妈身体重心抬高，这样就容易跌跤，导致足踝扭伤或流产、早产。同时穿高跟鞋会出现前腿弓，后腿绷，易造成腰背肌劳损，产生慢性腰痛，因全身重量集中在前脚掌上易造成趾关节疼痛病。另外，准妈妈穿高跟鞋，身体必然前倾，骨盆倾斜发育，使骨盆各径线发生变异，不利于分娩的正常进行。同时，准妈妈穿高跟鞋，会使腹压增高，腹腔血流量减少，影响胎儿的供血，而使胎儿的营养物质供应不足，影响发育。

因此，妇女在怀孕期间，应选择合脚的软平底鞋，或鞋跟高度不超过3.3厘米的坡跟鞋，这样有利于母体与胎儿的健康。

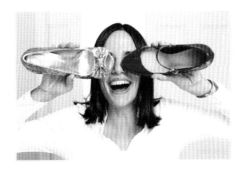

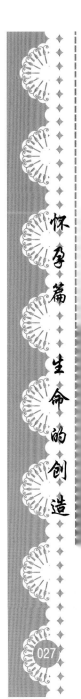

穿防辐射服的注意事项

有些准妈妈自从怀孕后就天天防辐射服不离身，生怕胎宝宝受到辐射伤害。事实上，防辐射服的作用目前还没有得到确切的证明，因此，准妈妈在穿着防辐射服时不可盲目，至少应该注意以下三个要点。

1 有需要时再穿

如果经常处于微波环境或者存在强大的电磁辐射时，那么就可以穿着防辐射服。

2 及时脱换

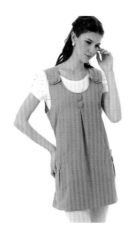

准妈妈穿上防辐射服后，胎宝宝就像被关在了一个没有窗户的黑屋子里，时间长了也不利于胎宝宝的健康成长。因此准妈妈要注意穿着时间，在脱离辐射环境后，尽量脱下防辐射服，让肚子里的胎宝宝"透透气"。

3 晒太阳时不穿

晒太阳是很好的补钙方式，可以防止准妈妈患上骨质疏松、胎宝宝将来得佝偻病。因此，各位准妈妈要谨记晒太阳前一定要将防辐射服脱下。

孕吐时，可以补充维生素B_6

维生素B_6是中枢神经系统活动、血红蛋白合成以及糖原代谢所必需的辅酶。它与蛋白质、脂肪代谢密切有关。人体缺乏维生素B_6可引起小细胞低血色素贫血、神经系统功能障碍、脂肪肝、脂溢性皮炎等。

准妈妈孕期适量服用维生素B_6可以有效缓解妊娠呕吐，控制水肿。

孕期补充"脑黄金"的原因

这里所谓的"脑黄金"，是不饱和脂肪酸二十二碳六烯酸的时髦用语，它的英文缩写是DHA。DHA是人脑细胞的主要组成成分，是促进大脑发育、成长的重要物质之一。缺乏时可引发一系列症状，包括生长发育迟缓、皮肤异常鳞屑、不育、智力障碍等。

妇女怀孕6~9个月，是胎儿大脑发育最需要DHA的时刻，准妈妈要想培育一个聪明的宝宝，就需要能够保证摄入足够的DHA供给胎儿大脑正常的生长发育，因为在胎儿出生前，大脑分化已经完成70%~80%，而在出生早期，可通过哺喂富含DHA的母乳使大脑分化完成其余20%~30%。

从理论上讲我们从食物中就能满足

身体对DHA的需要。但是由于人们饮食习惯以及食物在加工、烹饪过程中营养素大部分都有损失，因此对于条件允许的人，应推荐食用富含DHA的营养补充剂，或使用富含DHA的食品添加剂。

准妈妈要补碘的原因

碘是人体必需的微量元素之一，人体各个时期均需要。它是人体甲状腺激素的组成成分，而甲状腺激素又是人脑发育所必需的内分泌激素。

人体需要足够的碘来合成足量的甲状腺激素供应脑发育，若缺碘就会造成不同程度的智力损害，这种损害是不可逆的。

准妈妈、乳母、婴幼儿是吃不够碘盐的特殊人群，必须额外重点补碘。

准妈妈补碘的方法

通过海产品等食物补碘，有一定的效果，但不能够做到每天大量吃，吃的

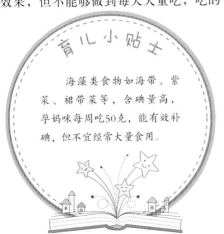

育儿小贴士

海藻类食物如海带、紫菜、裙带菜等，含碘量高，孕妈咪每周吃50克，能有效补碘，但不宜经常大量食用。

量也无法控制，难以衡量摄取的碘是否完全满足人体的碘需求。

卫生部制定的碘营养摄入标准为成人不少于150微克，准妈妈不少于200微克，儿童不少于90微克，达到这个标准能够保证不会出现严重碘缺乏病，一般认为，准妈妈不少于300微克比较可靠。

为什么要摄入足量的蛋白质？

胎儿需要蛋白质构成自己的身体组织，孕妇需要蛋白质供给子宫、胎盘及乳房的发育。因此，充足的蛋白质对孕妇极为重要。

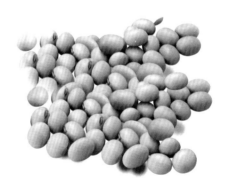

如果孕妈妈蛋白质不足，胎儿不但发育迟缓，而且容易流产，或者发育不良，造成先天性疾病及畸形。同时，产后母体也不容易恢复。有的妇女就是因为孕期蛋白质不足，分娩身体一直衰弱，还会有多种并发症发生。给身体带来极大的损害，对喂养婴儿也不利。

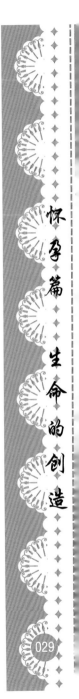

准妈妈多吃豆类食品的好处

有的准妈妈不习惯吃豆类和豆制品，这对供给胎儿足够的健脑营养素很不利，因为豆类是健脑食品，多吃豆类食品，对胎儿健脑十分有益。

大豆中所含相当多的氨基酸和钙，正好弥补米、面中这些营养的不足。大豆含量中蛋白质占40%，不仅含量高，而且多为适合人体智力活动需要的植物蛋白。因此，从蛋白质角度看，大豆也是高级健脑品。大豆含脂肪量也很高，约占20%。在这些脂肪中，油酸、亚油酸、亚麻酸等优质聚不饱和脂肪酸又占80%以上，这就更说明，大豆确实是高级健脑食品。此外，100克大豆中含钙240毫克，含铁9.4毫克，含磷570毫克，含维生素B_1 0.85毫克，维生素B_2 0.30毫克，烟酸2.2毫克，这些营养素都是智力活动所必需的。

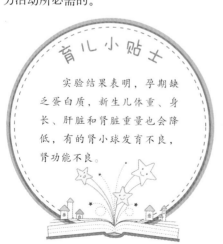

育儿小贴士

实验结果表明，孕期缺乏蛋白质，新生儿体重、身长、肝脏和肾脏重量也会降低，有的肾小球发育不良，肾功能不良。

准妈妈不宜随意节食的原因

有些准妈妈怕发胖影响产后体形，或怕胎儿太胖生不下来，因此就节制饮食，尽量少吃。殊不知，这种做法对准妈妈和胎儿都是十分有害的。

准妈妈需要营养，胎儿也需要从母亲身体中索取营养，先天营养是决定胎儿生命力的关键，俗话说："先天不足，后天难养。"营养供应不足，就会给胎儿带来发育障碍的严重后果，甚而早产、流产、死胎；营养不良对于准妈妈本身的危害就更严重，可导致水肿、贫血、腰酸腿痛、体弱多病。准妈妈摄取营养要合理、适度，任意节食是不可取的。

准妈妈不宜饮用含咖啡因的饮品的原因

摄入过量咖啡因对胎儿不利。茶、咖啡等含有咖啡因，不宜多喝。

对于准妈妈来说，应尽量回避可乐饮品，饮茶也不宜过多，因为可乐和茶水中含有一定比例的咖啡因，咖啡因可通过胎盘进

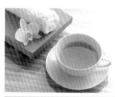

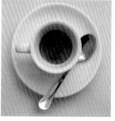

入胎儿体内，抑制胎儿生长发育，影响胎儿大脑、心脏、肝脏等器官的发育，是胎儿致畸的因素之一。出生后的婴儿也容易出现体重偏低、抵抗力差、容易生病。

此外，这些含咖啡因的饮品不仅对准妈妈和胎儿的健康有影响，对产后哺乳期婴儿健康也有影响。咖啡因会通过乳汁进入婴儿体内，对婴儿起兴奋作用而发生肠痉挛或无缘无故的哭闹。

因此，专家反对准妈妈饮用咖啡和含咖啡因的饮料，尤其在孕早期最好不喝含有咖啡因的饮料。

准妈妈不宜全吃素的原因

准妈妈全吃素食，而不吃荤食，会造成牛磺酸缺乏。因为荤食大多含有一定量的牛磺酸，再加上人体自身也

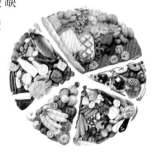

能合成少量的牛磺酸，因此正常饮食的人不会出现牛磺酸的缺乏。

对于准妈妈来说，由于需要牛磺酸的量比平时增大，人体本身合成牛磺酸的能力又有限，加之全吃素食，则素食中很少含有牛磺酸，久之，必然造成牛

磺酸缺乏。因此，从外界摄取一定数量的牛磺酸就十分必要了。这种摄取，当然要靠吃些荤菜来补充。我们提倡准妈妈要多吃素食，注意荤素搭配。

准妈妈心理状态是否影响胎儿的生长发育？

一个幸福美满的家庭主要是因为具有良好的心态和融洽的感情，这也是准妈妈达到优孕优生的重要条件。

准妈妈心态良好，受精卵才会"无忧无虑"地在子宫内发育和成长，生下的宝宝才更加健康和聪慧。

健康向上、愉快乐观的情绪能使血液中有利于健康发育的化学物质增加。这样能促使胎宝宝正常发育，同时也使得分娩更顺利；反之，不良的情绪会使血液中有害于神经系统和其他组织器官的物质剧增，并通过胎盘影响胎儿发育，导致胎动异常、胎儿畸形、早产、智力低下、未成熟儿等。

孕期准妈妈的心理状态，如恐惧、紧张、悲伤、忧愁、抑郁、狂喜等均在一定程度上影响胎儿的正常成长和健康发育。

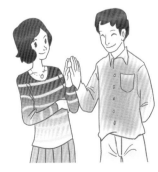

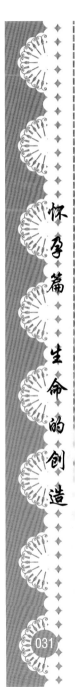

唠叨是否能释放孕妇的紧张情绪！

一般，女性喜欢跟丈夫或好友倾诉内心的痛苦和烦恼，这是有利于健康的，相反，若以酗酒、吸烟等方式来解决压力，均会不同程度地导致情绪低落、神经衰弱等。可见唠叨对于调节情绪是比较有效和健康的。

此外，爱撒娇和唠叨的女性血液中血清素、乙酰胆碱的含量会相对高，这使得她们性格温柔、待人和气，不易发脾气，也较少发生身心疾病。

女性怀孕以后，因为各种原因情绪和压力会变得更大，因此在生活中，准妈妈不妨试试唠叨宣泄法，尽量让自己的不良情绪发泄出来，有烦恼就倾诉，让紧张情绪及时得到释放。

准妈妈不宜用哪些化妆品？

化妆本来并非禁止之事，可当您怀孕之后，就要警惕某些化妆品中的有害成分。准妈妈应该禁用哪些化妆品呢？有必要做个盘点。

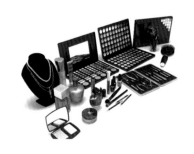

1 染发剂

染发剂不仅会引起皮肤癌，而且还可能引起乳腺癌，导致胎儿畸形。

2 冷烫精

妇女怀孕后，不但头发非常脆弱，而且极易脱落。若是再用化学冷烫精烫发，更会加剧头发脱落。

此外，因为冷烫精中常含一种含硫基的有机酸，属有毒化学物质，影响体内胎儿的正常生长发育。

少数妇女还会对冷烫精产生过敏反应。

3 口红

口红是由各种油脂、蜡质、颜料和香料等成分组成。其中油脂通常采用羊毛脂，羊毛脂除了会吸附空气中各种对人体有害的重金属微量元素，还可能吸附大肠杆菌进入胎儿体内。准妈妈涂抹口红以后，空气中的一些有害物质就容易被吸附在嘴唇上，并随着唾液侵入体内，使准妈妈腹中的胎儿受害。

4 脱毛剂

脱毛剂是化学制品，会影响胎

儿健康；而电针脱毛不但效果不理想，电流刺激还会影响胎儿。

5 祛斑霜

孕期脸上会出现色斑加深现象，是正常的生理现象而非病理现象。孕期祛斑不但效果不好，还由于很多祛斑霜都含有铅、汞等化学物以及某些激素，长期使用会影响胎儿发育，有致畸的可能。

育儿小贴士

女性在怀孕期间，常常会因为身体状况的变化，而变得敏感、抵抗力下降。肌肤也不例外，它同样要承受外界化学物质给它带来的刺激和伤害。如果平时不加注意，让毒素侵入体内，当然会影响宝宝啦。因此一般建议女性在怀孕期间不要使用化妆品。

6 洗涤剂

洗涤剂中一些含有腐蚀性的物质，通过皮肤吸入人体，当达到一定的浓度时，就导致受精卵的死亡，使妊娠中止。

孕妇慎用精油的原因

精油不但气味芳香迷人，而且还有缓解身体各种不适及

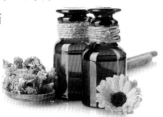

美容美体的医疗效用。身体健康的普通的人，一般可以放心地使用，但是孕妇如果使用，就一定要谨慎加小心了。

高纯度的精油其分子极其微小且一般具有轻微的毒性，经皮肤渗入到体内，很容易伤害到代谢系统和吸收系统敏感的准妈妈及胎宝宝。而且有些精油具有活血通经的疗效，如鼠尾草、薰衣草、玫瑰、洋甘菊、茉莉、薄荷、迷迭香、马郁兰等，如果孕妇使用了这类精油，就很有可能导致流产。

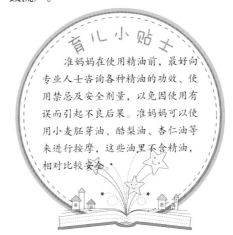

育儿小贴士

准妈妈在使用精油前，最好向专业人士咨询各种精油的功效、使用禁忌及安全剂量，以免因使用有误而引起不良后果。准妈妈可以使用小麦胚芽油、酷梨油、杏仁油等来进行按摩，这些油里不含精油，相对比较安全。

孕妇为什么不能涂指甲油？

指甲油中含有高浓度的甲醛、苯二甲酸酯、钛酸酯及化学染料等有害的化学物质，长期使用会使指甲变薄、变脆、发黄、凹陷，还有可能引起皮肤过敏，甚至可能致癌。而且指甲油刺鼻的气味还有可能导致人头晕、恶心、呕吐、食欲缺乏、肠胃不适，引起慢性中

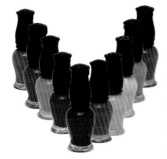

毒。如果准妈妈使用了指甲油，其中的挥发性有害物质很容易穿透指甲层，进入皮肤及血液，对胎宝宝产生不利的影响，有可能导致流产或者胎宝宝畸形。

孕期性生活需注意什么？

一般而言，怀孕期间不必忌讳性生活。但为安全起见，孕期性生活应与孕前有所区别。归结起来主要有以下几个方面。

◆合理运用性交体位，上下位和屈曲位应绝对避免。建议采用丈夫取背后抱住准妈妈的后侧卧位。注意不要对准妈妈腹部增加负担，不要对子宫强烈刺激。

◆动作宜轻柔，忌粗暴。准妈妈阴道和子宫黏膜血管变粗、充血，如动作过猛，易受伤和出血，甚至导致流产。

◆局部卫生要做好。准妈妈分泌物增多，外阴对细菌抵抗力降低，如不注意卫生，易引起细菌感染。

此外，怀孕的不同时期要有相应的讲究。

◆前3个月，由于有早孕反应，准妈妈性欲和性反应受到抑制，加之胎盘还未发育成熟，容易发生流产。所以，性生活应比平时少，动作幅度不宜过大。

◆怀孕4个月时，流产的危险性比初期小，早孕反应消失，分泌物也增多，此时可过性生活，但应适当注意动作幅度。

◆孕晚期，准妈妈腹部隆起，性欲减退，且子宫口容易张开，性生活易导致感染及羊水早破，尤其是9～10个月时，性交造成早产的可能性极高，此时应停止性生活。

准妈妈感冒后应如何治疗？

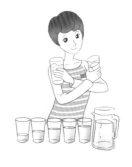

准妈妈发生感冒后的治疗要加倍注意，因为这会影响到胎儿的生长发育。

◆轻度感冒，仅有喷嚏、流涕及轻度咳嗽，则不一定用什么药。或只用克感敏、维生素C即可，但是要注意休息，多喝些开水。必要时也可用感冒冲剂和感冒宁等中成药，一般能很快自愈。

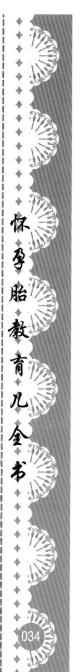

◆出现高热、剧咳等情况时，则应去医院诊治。退热可用湿毛巾冷敷，或用40%乙醇（酒精）擦颈部及两侧腋窝，也可用柴胡注射液。此种情况更要注意多饮水和卧床休息。

◆高热时间持续长，连续39℃超过3天以上的，病后应到医院做产前诊断，了解胎儿是否受影响。

◆感冒合并细菌感染，应加用抗生素治疗。

准妈妈可以拔牙吗？

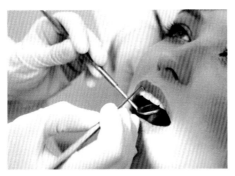

大量临床资料表明，在妊娠最初3个月内拔牙可诱发流产；妊娠8个月后拔牙可诱发早产。这是因为，拔牙时的精神紧张及疼痛刺激易诱发子宫收缩，可能会引起流产和早产。

如必须在孕期拔牙，也应在妊娠中期（4~7个月）进行。在拔牙前应充分休息、睡眠、做好口腔护理，并精神放松，拔牙时充分麻醉，避免子宫受刺激产生子宫收缩而诱发流产与早产。准妈妈若有习惯性流产及习惯早产史应禁忌拔牙。

推算预产期的方法有哪些？

已经确定怀孕，夫妻及其亲朋好友自然想知道小宝宝何时降生，以便为将要出生的小宝宝早作安排，这就需要学会如何推算预产期。规定从末次月经的第一天开始计算，整个妊娠时间为280天左右，即10个妊娠月，常用的计算预产期方法有以下4种。

1 末次月经推算法

具体方法是：末次月经的月份减3或加9，日数加7。例如末次月经为2009年4月10日，预产期应为2010年1月17

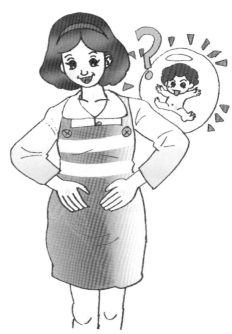

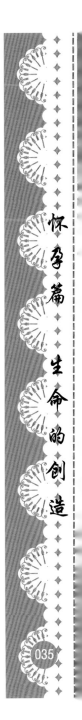

日。若按农历计算，月份计算同前，只是日数加15天，所得日数而为农历的预产期。不过最好是根据日历将农历换成公历，因为农历、公历每月天数不全相同，且农历有闰月，故用公历算较准确。

2 根据早孕反应出现的时间推算法

一般早孕反应出现在停经6周左右，此时再加34周，为估计分娩日期。

3 从胎动时计算预产期

如记不清末次月经日期，或哺乳月经未来潮而怀孕者，可以根据胎动日期来大概计算。一般胎动开始时间在怀孕后的4~5月，此时，再加上20周就是大约的预产期。

4 B超检查推算预产期

作B超测胎头双顶间径、头臂长度及股骨长度进行测算，可测出胎龄，并用以推算预产期。另外，还可根据子宫的大小初步推算预产期。

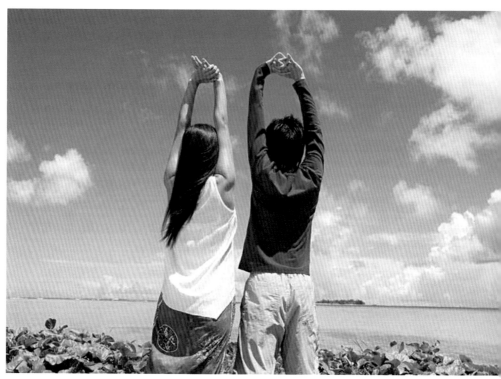

怀孕胎教育儿全书

孕早期保养须知

孕1月保养须知

胎儿有多大?

胎芽身长约为0.2厘米。

初期的胎儿是什么样子?

妊娠1个月（四周）时胎儿的身长0.7厘米左右，当然还看不出人形的样子，好像海马的形态，将这个时期的胎儿叫作胎芽。

妈妈的变化有哪些?

妈妈没有自觉症状、基础体温持续保持高温、黄体荷尔蒙的分泌增加、受精卵立刻开始细胞分裂的增殖。

医生有什么建议?

月经迟来2周以上，就立刻去医院检查。

孕2月保养须知

宝宝有多大?

身长约为3厘米，体重约4克。

宝宝的发育情况是怎样的?

开始形成头部、身体、手、脚、眼、耳、口。形状也好像人的样子，但还不能辨别男女。

妈妈的生理变化有哪些?

月经停止，开始害喜、下腹部与腰部发胀、乳房胀大，乳晕变化、阴道的分泌物开始增加、尿频。

医生有什么建议?

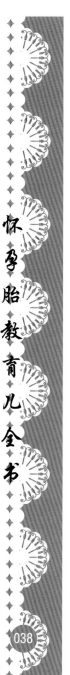

产前检查要按医生指示进行。注意身体的变化情形。避免服用未经医生指定的药剂。避免剧烈的动作，必须充分休息。

孕3月保养须知

宝宝有多大？

身长约为9厘米，体重约20克。

宝宝的发育情况是怎样的？

可以辨别男女性别。

妈妈有什么变化？

害喜程度更严重、膀胱受压迫、尿频、带下增加、腹部感到紧绷、没有食欲。

医生有什么建议？

避免照X光，服用药剂要谨慎。孕三月前做超声波检查也持保守态度，能不做就不做。这个时期非常容易流产，应充分注意，防止早孕流产。定期上医院接受医生的诊察。不要患感冒。预先做血型、梅毒、贫血、风疹、弓形体、HR抗原等检查。

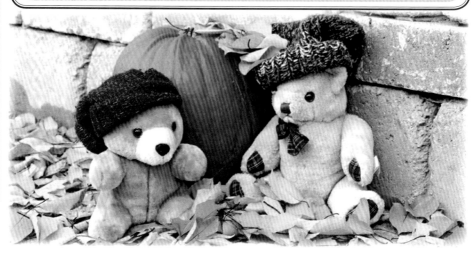

孕早期指南

孕1月准妈妈应注意什么？

怀孕的第1个月，即是确认准妈妈怀孕的时候。通常准妈妈的生理状况会有一些微妙的变化：比如胃口跟以前有点不一样了，常常提不起劲。

孕1月准爸爸应该做些什么？

★陪妻子到医院确认是否受孕成功，并在医生的指导下准备叶酸及所需补充的维生素，督促妻子每天按时按量服用。

★戒烟、戒酒、戒药物，因为烟、酒、药物都会对胎宝宝的成长造成不良影响。

★准备关于孕期指南及育儿方面的书籍。

★和妻子一起制定一个孕期日程表，罗列每个月该做的事情。

★节制自己的性欲，避免前3个月进行性生活。

★跟一些已经当爸爸的同事、朋友交流，吸取经验。

孕2月准妈妈应注意什么？

怀孕第2个月，是胎儿各器官分化发育的敏感时期，准妈妈要特别注意远离一些容易对胎儿致畸的元素：比如辐射、X光线、化学药品等。有些准妈妈开始了强烈的妊娠反应，身体虚弱的准妈妈更要注意休息，过度劳累容易引起先兆流产。

孕2月准爸爸应做什么？

★主动承担一些家务，减轻妻子的体力劳动消耗，保证她有充分的休息和睡眠。

★温柔体贴妻子，安抚她不安的情绪。

★把房间布置干净温馨，可以添置妻子喜欢的物品和宝宝海报。

★对有妊娠反应的准妈妈，准爸爸要更加悉心关照，在妻子反应时多给予协助，为她准备可能接受的食物。

★给妻子添置防辐射衣、电脑防辐射屏等用品，叮嘱妻子远离家中的辐射源：微波炉、电脑、电热毯等。

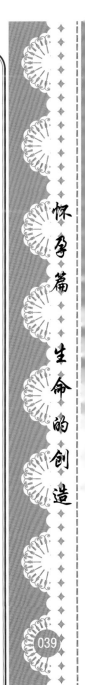

怀孕篇 生命的创造

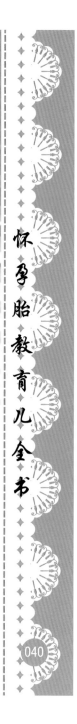

孕3月准妈妈应注意什么?

怀孕3个月,准妈妈的妊娠反应有所减弱,胃口会有很大的变化,而且体形也开始出现变化。

孕3月准爸爸应做什么?

★妥善安排好妻子的饮食,培养她良好的饮食习惯,摄入均衡营养,为宝宝的成长打好基础。

★陪妻子到医院做第一次的孕期检查,了解一系列的孕期保健信息。

★帮妻子规律作息,养成良好的生活习惯。

★多给妻子鼓励和赞扬,帮助她建立面对以后孕期生活的信心。

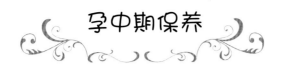

孕中期保养

孕中期准妈妈的身体变化有什么？

基础体温逐渐呈现低温状态。由于早孕反应的结束，身、心都很舒服，食欲因此大增。子宫持续变大，尿频、腰部沉重感、脚跟扎痛现象依然存在。母体的下腹部稍稍隆起，还感觉不到胎儿的活动，乳房开始变大。

体重增加，下腹部的隆起开始明显。由于子宫向上推挤内脏，饭后易出现胃中饱满的感觉。孕吐消失。

由于皮下脂肪开始生长，身体突然发胖，乳房也由于乳腺的发达而变大。已能感觉到胎动。由于激素分泌失衡，面部开始出现色斑。

腹部越来越大，已接近典型准妈妈的体形。体重急剧增加。膨大的腹部破坏了整体的平衡，使人易感疲劳，同时伴有腰痛。睡眠中有时出现腿部痉挛。在腿肚以及膝盖内侧，容易出现静脉瘤。已能明显地感觉到胎动。乳房更加发达，挤压时会出现淡淡的初乳。

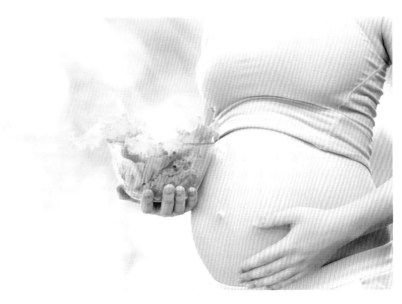

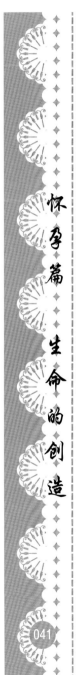

孕中期如何减轻妊娠纹？

目前尚没有药物能够改善妊娠纹。不过注意以下方面，会对减轻妊娠斑和妊娠纹有所帮助。

1 均衡饮食

怀孕期间应补充丰富的维生素及蛋白质。而由于胶原纤维本身是蛋白质和维生素C所构成，所以可以多摄取含丰富蛋白质的食物。避免摄取太油、甜食（容易肥胖）、太咸（容易水肿）的食物。

2 控制体重增长

在怀孕时体重增长的幅度上，每个月的体重增加不宜超过2千克，整个怀孕过程中应控制在11～14千克。

3 适当服用一些保健品

目前有一些针对准妈妈使用的保健品，可以促进真皮的纤维生长，

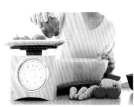

增加皮肤弹性，预防妊娠纹。建议不要随便使用药，必须向医生咨询。否则，误食激素类药物，还会造成类似的萎缩纹。

4 使用托腹带

托腹带可以承担腹部的重力负担，减缓皮肤过度的延展拉扯。

5 使用专业的去妊娠纹产品

这个是最有效的预防和消减妊娠纹的方法了，有条件的准妈妈可以购买适合自己的去妊娠纹霜。

怀孕期间应做好乳房护理

妊娠后，乳房受雌、孕激素及胎盘泌乳素的影响，逐渐发育增大，有时还会出现乳房胀痛。产后乳房要担负起哺乳的重任，因此在孕期就应做好哺乳准备。

◆上衣要宽松，乳罩应合适。

◆注意乳房卫生，经常洗澡、清洗乳头。

◆注意观察乳头的形状。

多数妇女的乳头是凸起的，如果有乳头内陷，应经常用手指将乳头向外牵拉，坚持一段时间，就可将乳头拉出来了。若待胎儿娩出再做准备就晚了。

◆妊娠晚期，每天清洗、按摩乳头。

这样做，既可以为哺乳做准备，也可以增加子宫的敏感性，有利于防止发生过期妊娠。

如何预防准妈妈下肢水肿?

妊娠中、晚期，由于妊娠子宫压迫盆腔静脉、站立位工作、腹内压力的增加，都会影响下肢静脉回流，从而导致下肢水肿。但是，营养不良性低蛋白血症、贫血和妊娠中毒症也是准妈妈水肿的常见原因。下肢水肿的应对措施有以下几个方面。

◆指导准妈妈增加卧床休息时间，坐立时最好抬高腿部，要避免过久站立；同时要避免穿环形紧口袜带。

◆当准妈妈出现下肢甚至全身水肿等较严重的水肿时，如同时伴有心悸、气短、四肢无力、尿少等不适症状时，要及时看医生。

◆要加强饮食调理。饮食要清淡少盐，尤其不能吃咸菜。每天要保证食入畜、禽、肉、鱼、虾、蛋、奶等动物类食物及豆类食物，保证足够的蛋白质；保证摄入足量的蔬菜和水果。水肿较严重的准妈妈应适当控制水分的摄入。

◆少吃或不吃不易消化和容易产气的食物（如洋葱、白薯、土豆等），以避免引起腹胀，导致血液回流不畅而加重水肿。

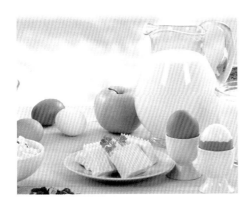

小腿抽筋时，应该怎么做?

在孕中期进入尾声时，许多准妈妈都会在睡梦中被小腿抽筋的疼痛惊醒。这是由于子宫压迫于主要血管上，长时间站立、坐着、躺着，都会减缓血液对下肢肌肉的供应而产生抽筋。小腿抽筋时该怎样做呢？

1 缓解抽筋

◆让你的丈夫立即按摩抽筋的肌肉或按摩肌肉促进血液循环。

◆你起身下床，慢慢行走或靠墙站立，效果更好。

2 做预防抽筋的运动

◆站着伸展小腿：站立，未抽筋腿在前，抽筋的腿在后；前腿慢慢屈膝，身体前倾，后腿缓缓伸展小腿。

◆推墙：双手平放于墙，双臂完全伸直，脚踩地板，背部直立；之后弯曲肘部，呈推墙状，此时小腿肌肉舒适展开。

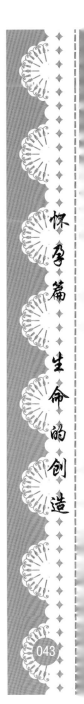

怀孕篇 生命的创造

孕期洗澡要注意哪些方面？

洗个澡能促进血液循环、消除疲劳，尤其是准妈妈，身体的新陈代谢增加，汗腺和皮脂腺分泌更加旺盛，因此准妈妈在孕期应常洗澡，但准妈妈洗澡大有讲究。

准妈妈在洗澡过程中应注意以下几个方面。

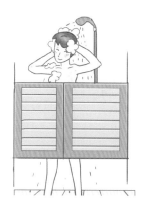

1 最好不用盆浴，而采用淋浴

妊娠期间，由于身体内激素的分泌发生了变化，使阴道分泌物的酸碱性改变，阴道对外来病菌的抵抗力降低，坐浴时，浴后的脏水可进入阴道，进而引起宫颈炎、附件炎，有时还会导致宫内感染，引起早产，尤其是妊娠后期更易发生这种情况。因此，准妈妈不宜盆浴，更不要到公共浴池去洗澡。

2 在淋浴中不要弯腰

尤其是妊娠晚期更应注意。要扶着墙边站稳，不要滑倒。最好是请别人擦澡。

3 洗澡时间忌过长

准妈妈洗澡时间过长，会造成胎儿缺氧，胎儿脑缺氧时间如果过长，则会影响神经系统的生长发育。因此，准妈妈一般要控制自己洗澡时间不宜超过15分钟，或以准妈妈本身不出现头昏、胸闷为度。

4 水温不宜过高

水浴温度过高，会对胎儿的中枢神经系统造成危害。准妈妈体温比正常体温高1.5℃时，胎儿细胞发育可能停滞；上升3℃时，则有杀死胎儿脑细胞的危险。因此，准妈妈不要用39℃以上的温水洗浴。

准妈妈不宜采取仰卧和右侧卧位

由于胎儿的生长发育，子宫逐渐增大，妊娠中晚期，腹腔大部分被子宫占据。如果仰卧睡觉，增大的子宫就会向后压在腹主动脉上，使子宫的供血量明显减少，影响胎儿生长发育；仰卧

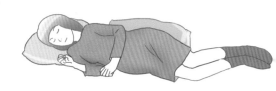

时，增大的子宫还可以压迫下腔静脉，使下肢静脉血液回流受阻，引起下肢及外阴部水肿、静脉曲张；同时，由于回心血量减少，造成全身各器官的供血量减少，从而引起胸闷、头晕、恶心、呕吐、血压下降，医学上称之为"仰卧位低血压综合征"。

另外，子宫还可压迫输尿管，使排尿不畅，易患肾盂肾炎。对患有妊娠高血压疾病的准妈妈，仰卧睡觉还会加重病情。

准妈妈右侧卧位，对胎儿发育也不利。因为怀孕后的子宫往往有不同程度的向右旋转，如果经常取右侧卧位，可使子宫进一步向右旋转，从而使营养子宫的血管受到牵拉，影响胎儿的血液供应，造成胎儿缺氧，不利生长发育，严重时可引起胎儿窒息，甚至死亡。

准妈妈不能使用电热毯

研究表明：生育畸形儿的妇女多爱使用电热毯。电热毯通电后便产生磁场，这种磁场会影响胚胎细胞的正常分裂，导致胎儿畸形。

孕期对电磁场最敏感的是胎儿骨骼细胞，故胎儿出生后，其骨骼发生畸形。准妈妈在怀孕初期受热，就会造成胎儿脑细胞死亡，影响其大脑的发育，使出生后的婴儿智力低下。电热毯越热，电磁场对胎儿的影响越大。这是我国专家对2000名准妈妈病例进行回顾性

对照得出的结论：孕早期使用电热毯是形成流产的危险原因之一。

另外，电热毯所产生的高温有影响

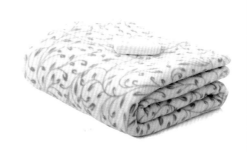

睾丸产生精子的作用，导致男性不育。据统计，半数患精子稀少和不育原因未明的男子，都有过阴囊超高温的病史。

孕期看电视应注意什么问题？

1 忌近距离看电视

准妈妈距离电视机的距离，一般应该在2米以上。

2 忌连续长时间看电视

准妈妈一次看电视时间，一般不宜超过2小时，避免过度使用眼睛。

3 忌看恐怖、紧张、悲剧性电视节目

这些节目都不能看，否则会引起准妈妈的情绪紧张不安，或者情绪大幅波动，使胎宝宝出现不安，造成不良影响。

4 电视音量不宜过大

声音过大会对胎宝宝正在发

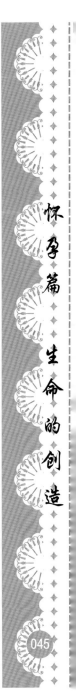

育中的耳蜗造成伤害。

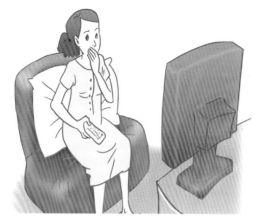

5 忌熬夜看电视

晚上看电视不要太晚，要保证充足的睡眠，尽量在22点前后就寝。

6 忌饱食后看电视

饭后食物需要消化，看电视需要用脑，这样势必使人体内供给胃肠的血液相对减少，从而影响正常的消化、吸收功能，也不利于胎儿发育生长。

7 忌边看边吃

边看电视边吃零食、蜷着身体看电视等，会使腹腔内压增大，胃肠蠕动受限，不利于食物的消化吸收，特别不利于胆汁排泄，易发胆道疾病。

8 使用空调的注意事项

准妈妈的新陈代谢十分旺盛，皮肤散发的热量也有所增加，在炎热的夏季或寒冷的冬季，常常借助空调纳凉或取暖。其实借助空调纳凉或取暖存在着很多隐患。

对于经常使用空调的孕妈妈一定要注意以下事项：及时清洗空调水箱等死角，防止细菌和病毒，尤其是长时间不开机前要清洁。

空调避免过凉导致感冒，将空调的温度定在23~28℃，室内感觉微凉就可以了。切忌温度太低，与室外温差太大。

孕妇使用空调，要经常开窗换气，以确保室内外空气的对流交换。一般开机1~3小时后关机，然后打开窗户换气。

孕妇皮肤的毛孔比较疏松，容易受风，在空调房里，孕妇要避免自己的位子直吹到空调的冷风。

关空调后不要马上走出空调房，等室温稍微回升，身体相对适应再走出房间。

从空调房到室外(办公室、空调车)，可以捏着鼻子走出去(屏住呼吸大概5秒钟)，让皮肤先适应室外温度，这样可以减少感冒的可能。

晚间使用空调时最好穿一件薄的棉长袖上衣。

如何控制孕妇体重？

孕早期正常体重增加应为0.5千克，中间4个月增加体重5.5千克，最后两三个月约为5千克。因此，孕妇应常称体重，控制饮食，多吃蔬菜、水果等热能低的食品，代替一部分主食，力争不要使每周体重增加量超过0.4千克。

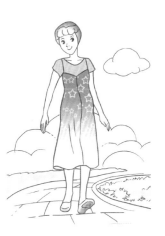

控制孕妇的体重可注意采取以下措施：

1 注意身体锻炼

适当锻炼身体，可以减少孕妇体重，而不会影响胎儿的生长。

2 晚饭适当少吃

人们吃了晚饭活动少，热量容易在体内堆积，会使人发胖。适当少吃晚饭，并不影响对胎儿的营养供给。

3 适当减少主食，增加蔬菜和水果的进食

因为瓜菜中热量少，含有多种维生素。瓜菜中的纤维素还能缓解或消除便秘现象。这对于减少体内吸收热量很有利。那种怀孕后猛吃好东西的做法不可取。因主食热量大，容易使人发胖。

孕期怎样做好自我监护？

准妈妈进行简易的自我监护可以及时发现妊娠并发症，预防早产，减少难产的发生率。家庭自我监护的内容很多，主要有以下三项。

1 胎动计数

这是预测胎儿在宫内安危的重要指征。一般在怀孕4个月以后，准妈妈可感觉到胎动，但对于第一次做妈妈的人，也可能要等到怀孕5个月才感到胎动。在妊娠28～32周时，胎动达高峰，38周后逐渐减少。一天中胎动以下午2至3时最少，晚上8至11时最频繁，故测胎动不能随便数一个时间段宝宝动了多少次就算，而应在每日早、中、晚各测1小时（晚上须在8～10点进行），然后将所测的胎动数相加乘以4，即得到12小时的胎动总数。这个数若小于20次则提示胎儿在宫内有缺氧情况。

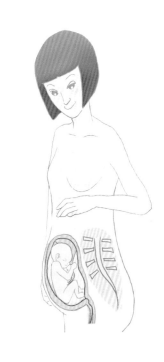

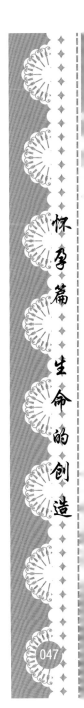

如果胎动突然消失，应立即到医院诊治以保证胎儿的安全。需要说明的是胎儿开始动到停止算一次胎动。每日测量的三个时段最好取相同的时间。

2 听胎心音

怀孕5个月左右可以听到胎儿心跳的声音。腹壁厚的准妈妈常要到稍晚些才能听到。胎心音系双音，第一音和第二音相接近，如钟表的滴答声，次数在每分钟120～160次。听胎心音要求每日至少一次，每次不得少于1分钟，若超过正常范围，且有胎动，可等待胎动结束，若无胎动，则嘱准妈妈向左侧卧位或等待5分钟后再听一次，如仍为不正常，则应到医院去诊治。若胎心音出现时快时慢不规则的情况，也说明胎儿有危险，应立刻到医院检查。

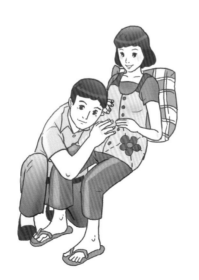

3 测宫底高度

宫底高度可以了解胎儿在子宫内生长的情况。一般怀孕6个月可长到与肚脐相平，9个月时在胸骨剑突下三横指位置，8个月时在肚脐和剑突连线的中点上。

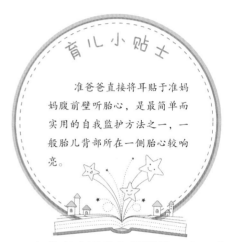

育儿小贴士

准爸爸直接将耳贴于准妈妈腹前壁听胎心，是最简单而实用的自我监护方法之一，一般胎儿背部所在一侧胎心较响亮。

宫底高度可以每周测量一次。若连续2～3周宫底高度无变化，或宫高明显低于怀孕月份，应及时到医院查找病因。如果过分高于怀孕月份也应到医院检查，以排除羊水过多、滋养细胞疾病等，还可了解是否有多胎妊娠。

准妈妈乳罩不可过紧

戴乳罩是现在女性的时尚，一般说对妇女有益。但对于准妈妈来说则不宜戴过紧的乳罩。因为妇女怀孕期要分泌乳汁，以备作产后哺乳用，所以乳房会逐渐膨胀，假若孕期限制乳房增大，就会造成泌乳障碍，不利分娩后哺乳婴儿。另外，准妈妈戴过紧乳罩影响乳房血液循环，容易使乳房内组织发生各种病理性变化。

准妈妈不可涂清凉油

清凉油中所含成分如樟脑、薄荷、桉叶油均可经皮肤吸收，并可通过胎盘进入胎儿体内影响其生长发育。樟脑可能引起胎儿畸形、死胎或流产。尤其怀孕头3个月其危害更大。此外，诸如此类的风油精、万金油之类药物，准妈妈也不宜涂用，不可大意。

为什么准妈妈不宜活动太少？

有些妇女怀孕后很重视休息调养，活动大大减少，甚至停止做一切工作和家务。其实，这样做是没有必要的，反而不利于母婴健康。

准妈妈活动太少，会使导致胃肠蠕动减少，从而引起食欲下降、消化不良、便秘等，对准妈妈的健康也不利，甚至会使胎儿发育受阻，还会导致难产。

妇女在怀孕期间应注意做到适量活动、运动和劳动，注意劳逸结合。不可一味卧床休息，整天躺在床上，什么活也不做。同时，生活要有规律，每天要到室外活动一下，散散步或做一些力所能及的家务活。还要经常做些体操，对增进肌肉的力量、促进机体新陈代谢大有益处，同时还可以避免难产。

注意甲醛污染

防止室内甲醛污染最简单有效的方法是加强室内空气流通。刚装饰过或刚购置了新家具的房间，应暂不住人，等到2～3个月或半年以后，室内甲醛的释放量显著减少时，方可入住。

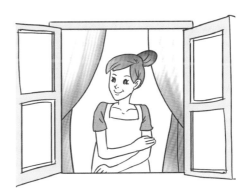

双胎妊娠应注意哪些问题？

与单胎妊娠相比，双胞胎妊娠很容易使母体处于超负荷状态，如果不加注意，就会发生许多并发症，其后果是极其严重的。

◆双胎妊娠妇女往往在妊娠早期即出现贫血，这是因为她们的血容量比单胎妊娠明显增大，对铁的需求量也很大。为防止贫血，除加强营养、食用新鲜的瘦肉、蛋、奶、鱼、动物肝脏及蔬菜水果外，还应每日适当补充铁剂、叶酸等。

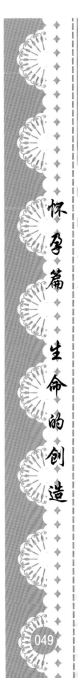

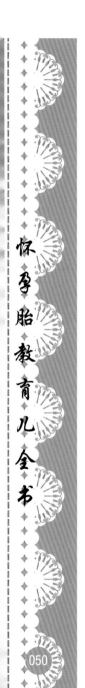

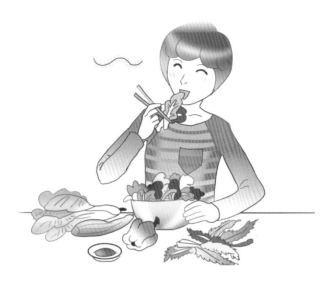

◆双胎妊娠准妈妈的子宫比单胎明显增大，且增速较快，特别是在24周以后，尤为迅速。这不仅增加了准妈妈身体负担，同时由于对心、肺及下腔静脉的压迫，还会产生心慌、呼吸困难、下肢水肿及静脉曲张等压迫症状，在孕晚期更为明显。因此，在孕晚期，要特别注意避免劳累，多休息，这对减轻压迫症状，增加子宫的血流量，预防早产都有好处。

◆由于双胎导致子宫过度膨大，往往难以维持到足月分娩。因此，双胎准妈妈需要提前住院待产，以保证产妇的顺利分娩。

准妈妈要注意便秘

妊娠后胎盘分泌的大量孕激素使胃肠道的平滑肌张力减低，活动减弱，影响食物的消化。因此准妈妈常有消化不良、肠胀气和食物运送延缓现象。食物残渣在大肠内滞留越久，水分被肠壁吸收越多，最终形成的粪便干燥而坚硬。排便需要动力，但准妈妈腹壁肌肉变得松弛，收缩力不足，再加上增大的妊娠子宫有碍下进，虽然粪便已达肛门，引起排便感觉，但就是解不出。

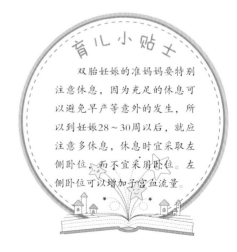

育儿小贴士

双胎妊娠的准妈妈要特别注意休息，因为充足的休息可以避免早产等意外的发生，所以到妊娠28～30周以后，就应注意多休息，休息时宜采取左侧卧位而不宜采用卧位。左侧卧位可以增加子宫血流量。

怎样防治便秘？

◆养成每天按时排便的习惯，可以定时坐厕所以形成条件反射。

◆多吃芹菜、白菜等含纤维素比较多的蔬菜。

◆勤散步，最好做一些轻便的体操。

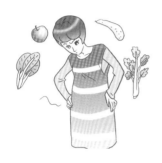

◆多喝水，此外最好每天清晨能喝一杯淡盐开水，但不宜长时间喝，有水肿或高血压者的禁喝。

◆多吃水果，喝蜜糖水。

◆如果已有严重的便秘，可用开塞露滑润通便，或液状石蜡30毫升（也可用麻油、花生油代替）或果导片2片，暂时通便，但禁用强烈的泻药，否则肠蠕动剧增，可导致流产、早产。

孕期静脉曲张的防治方法

孕期静脉曲张是由于怀孕之后子宫血流量增加，体内静脉压增加，加上激素变化让血管放松，使得下肢血管回流变差，造成血液滞流，腿部表面浮现青筋。

为了预防和减轻孕期下肢静脉曲张的发生，准妈妈平时应该注意以下几点。

◆准妈妈应当注意适当休息。

◆抬高下肢。每天睡眠时，可用枕头适当垫高双腿，以促进下肢的血液回流。

◆每天起床前，穿长筒弹力袜，压迫下肢静脉，减少其充血，扩张血管减少瘀滞。由于准妈妈的体质比较特殊，因此尽量不要穿尼龙材质的减压袜，那种大豆蛋白纤维的亲肤性比较好，穿起来比棉质还舒服。

◆按摩小腿常用手法：挤压小腿，准妈妈坐在靠背椅上，腿伸直放在矮凳上，丈夫拇指与四肢分开放在准妈妈小腿后面，由足跟向大腿方向按摩挤压小腿，将

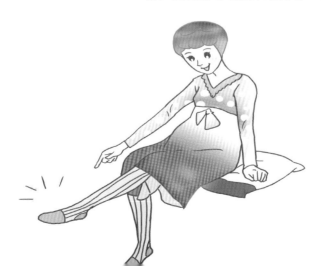

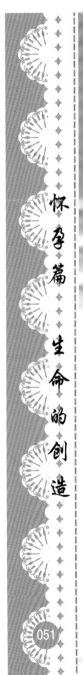

血液向心脏方向推进。搓揉小腿，准妈妈坐姿，丈夫将两手分别放在准妈妈小腿两侧，由踝向膝关节搓揉小腿肌肉，帮助静脉血回流。

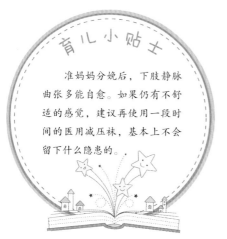

育儿小贴士

准妈妈分娩后，下肢静脉曲张多能自愈。如果仍有不舒适的感觉，建议再使用一段时间的医用减压袜，基本上不会留下什么隐患的。

孕期参加体育运动要注意什么问题？

准妈妈在孕期经常参加运动能加强心脏和肺的功能，使准妈妈有足够的耐力应付分娩，保持良好的体态。

但进行运动时要注意以下几点。

◆不要挤压腹部。

◆不要做弹跳运动。

◆不要做急速猛扯的动作。

◆不要参加竞技类运动。

◆运动时，不要让自己感到太累或太热，应适当饮水。

◆不要强求超越自己的体能极限。

◆运动后，要注意休息放松。

最后应注意，在进行运动之前可先向医生咨询后再做。

妊娠高血压病

妊娠高血压疾病，是一种常见妊娠并发症，发病率在10%左右。

多发于妊娠20周以后，临床表现有血压升高、蛋白尿、水肿，严重时出现抽搐、昏迷、心肾功能衰竭，威胁母儿生命。妊娠终止后，多数病情可以迅速好转和恢复。我国将妊娠高血压疾病分为轻度、中度、重度，重度包括先兆子痫和子痫。

如何防治妊娠高血压疾病？

◆定时做产前检查。这是及早发现妊高征的最好方法。如有异常医生会马上发现，及早采取对症治疗，使病情得到控制，不致发展得很严重。

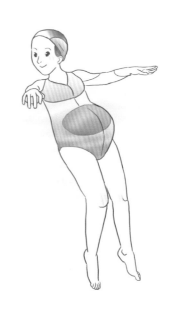

怀孕胎教育儿全书

◆合理安排饮食。控制食盐摄入量，少吃高热食品（如糖、蛋糕、甜饮料、油炸食品等），增加蛋白质、各种维生素、钙质和微量元素的摄入，多吃新鲜蔬菜和水果。

◆生活规律并加强自我护理。从孕7个月起减少工作和运动，减少家务劳动；疲乏时马上休息，每天保证睡眠和安静歇息至少在8小时以上，包括中午休息半小时到1个小时；心态要平稳，避免情绪波动。睡眠时取左侧卧位，避免子宫压迫脊柱旁大血管，使下肢静脉血液正常回流心脏，减轻或预防下肢发生水肿。

◆坚持做适量运动。经常散步、游泳，增强抗病力，但同时要注意掌握运动量，要以舒适为原则。

孕中期美容

1 皮肤护理

怀孕中期，准妈妈的脸上会出现黄棕色斑点。这是正常现象，这些斑点在分娩后会渐渐消失的。但有些准妈妈脸上的斑点不再褪去。所以，准妈妈不要让脸在阳光下暴晒，外出活动时，一定要在脸上涂一些防晒霜，或戴上一顶大檐帽子遮光。

多数准妈妈的皮肤在怀孕期间越来越干燥。这时，可以沿用怀孕初期的化妆方法，同时，还要保证充分的休息和睡眠。为了使皮肤保持柔软和良好的弹性，应经常涂上一层优质的护肤香脂以润滑皮肤。

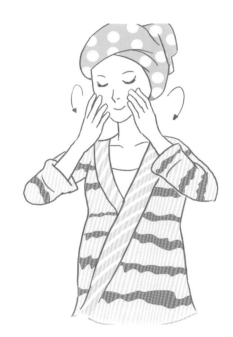

怀孕中期，在乳房、腹部和臀部都可能会出现妊娠纹，有些准妈妈还会出现色素沉着。一般这些印迹在分娩后会自行消失，但有时很难消退，需要很长的一段时间。预防的办法和防止妊娠黄褐斑一样，要尽量避免阳光。

2 保持清洁

准妈妈在夏天非常容易长湿疹和痱子，因此要讲究卫生，出汗后要马上擦干。应该多换内衣，内衣的料子要选吸汗性良好的。最好每天洗澡，以保持身体的清洁。如果你已经长了湿疹和痱子，要悉心调养，注意不要让疙瘩

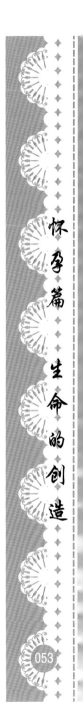

破溃和感染。

3 穿衣打扮

怀孕中期，准妈妈肚子明显地突出，腰围、臀围也跟着加大，一般的衣服已不合身。这时要开始准备适合季节的准妈妈装了。

准妈妈装的式样、花色繁多，购买时要讲求实用，以穿脱方便的为好。

这时要注意鞋子的式样。市面上卖的高跟鞋、拖鞋式的凉鞋、胶底鞋容易摔跤，对准妈妈都不合适。最好买专为准妈妈设计的后跟低、底部有凹凸纹路、穿来平稳的鞋子。

为了不使乳房下垂，准妈妈必须戴上乳罩，要选择不妨碍乳房发育的尺寸。最好买前开的乳罩，这样产后哺乳就方便了。

做准妈妈减压操

孕中期的准妈妈随着腹部和胸部的变大，会经常出现酸痛的感觉，特别是颈部和背部。然而一些轻柔的伸展运动则能够缓解这种不适，促进血液循环。

1 锻炼臀部、大腿和小腿肌肉

站立离椅背大约一臂远的距离，用手抓住椅背。左脚在前右脚在后，成弓步姿势，脚趾向前，弯曲左膝，右膝保持伸直。向前缩紧臀部，直到感觉臀部、大腿和小腿后侧肌肉出现舒服的拉伸感为宜。保持这个姿势30秒，然后换方向练习。

2 锻炼前胸和肩部肌肉

坐在椅子上，双脚平放在地面上，两肩向后放平，将两手交叉放到头部后面，手肘弯曲手掌向前，挺胸。这个动作可以伸展脊椎和腹部的肌肉。保持30秒。

3 锻炼上身灵活性

将椅背靠墙，坐在椅子上，上身左转90℃，左手扶着椅背，然后将右手向后贴着墙壁，上身挺直，眼睛保持

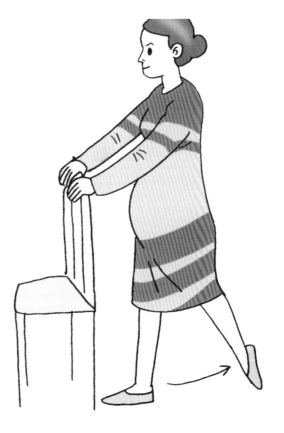

向前，该动作保持30秒，同时要轻轻呼吸。另一边做同样的练习。

4 锻炼手臂、臀部和背部肌肉

面向椅背，保持一臂的距离，然后用手扶着椅背，手肘伸直，两腿张开比臀部稍宽，用腿部和臀部力量向前倾侧，弯曲双膝，千万不要弯曲腰部，保持30秒。

5 锻炼后背和颈部肌肉

背部和臀部靠墙站立，膝盖弯曲，两腿张开稍比臀部宽，上身向前稍倾，将两手放在大腿上，头抬起，保持30秒。然后站直，头部和肩部靠墙，左手用力轻轻将头部转向左边，右手将头部转向右边，每一侧保持30秒。

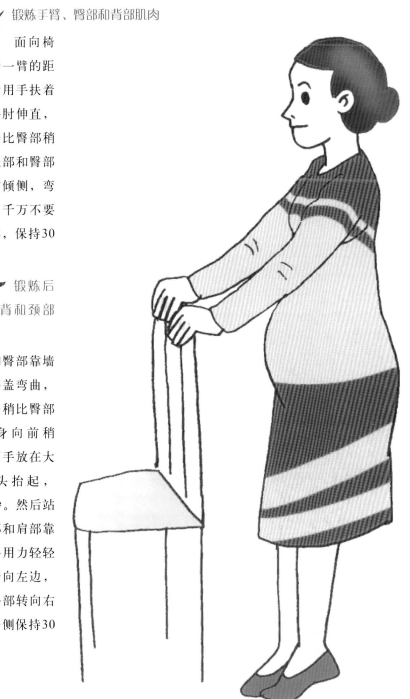

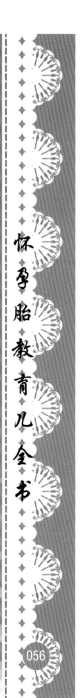

怀孕胎教育儿全书

孕中期保养须知

孕4月保养须知

宝宝有多大？

身长约18厘米，体重约120克。

宝宝的发育情况是怎样的？

胎盘形成。胎儿的心脏有力地搏动，皮肤稍红润，从外表可明确分辨男女。

妈妈的生理变化有哪些？

妊娠反应停止了，精神也好起来，食欲逐渐恢复。可以看出下腹部膨胀、子宫如婴儿头部大小，位于上方，所以可减少对膀胱的压迫。

医生有什么建议？

注意胎教。摄取营养均衡的食物。充分休息。害喜程度减轻，进入安定期。正确接受定期检查。领取母子健康手册。避免粗暴的性生活。注意避免疲劳。尽量避免身体受凉。

孕5月保养须知

宝宝有多大？

身长约为25厘米，体重约为250克。

宝宝的发育情况是怎样的？

全身长满胎毛，也开始长头发。胎儿的头较大，占全身30%，叫作三等身。

妈妈的生理变化有哪些？

分泌乳汁。出现皮下脂肪，体质增加。可以看出下腹部膨胀。胎儿的活动逐渐频繁，可以感觉到胎动。

医生有哪些建议？

开始保护乳房。准备准妈妈装。用超声波确认胎儿的心音。

孕6月保养须知

宝宝有多大？

身长约30厘米，体重约600克。

宝宝的发育情况是怎样的？

胎毛增多，也长出头发、眉毛、睫毛。

妈妈的生理变化有哪些？

仍然持续安定期。可以感觉到胎动。出现食欲，体重逐渐增加。乳房变大且膨胀，开始分泌淡淡的乳汁。

医生有什么建议？

4周接受1次产前检查。准备分娩用品和婴儿用品。注意体重增加的情形和贫血。避免便秘。注意适当的运动和营养均衡。

孕7月保养须知

宝宝有多大？

身长约35厘米，体重1000~1200克。

宝宝的发育情况是怎样的？

大脑皮质发达，可以控制身体机能。

妈妈的生理变化有哪些？

腹部变大。出现腰痛、背痛，妈妈开始出现妊娠纹。足部有水肿、抽筋等症状。子宫底增高，心脏与呼吸器官受到压迫。会出现心悸、呼吸急促。

医生有什么建议？

避免发生贫血。下半身的血液循环欠佳，容易发生起立性晕眩。开始练习拉梅兹分娩法。腹部渐大，一不小心就容易跌倒，所以平常务必要保持正确的姿势。

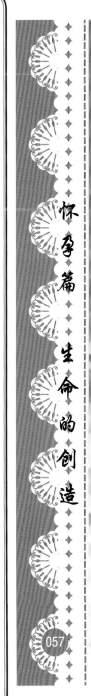

怀孕篇·生命的创造

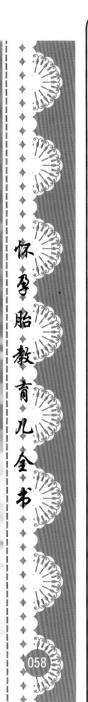

孕中期指南

孕4月准妈妈应注意什么？

告别了孕早期，准妈妈迎来了感觉稍许舒服一点的孕中期。这段时间，准妈妈显得比较有活力，可以感觉到胎动。而且，夫妻两人可以适当地过性生活，但是由于准妈妈对胎儿的顾虑会引起不同程度的性欲下降。

孕4月准爸爸应做些什么？

★每天早晨陪妻子到附近的公园或者绿地广场散步，呼吸新鲜空气，督促妻子多晒太阳。

★和妻子一起阅读指导书籍，找些轻松的节目共同参与，丰富妻子生活的情趣。

★如果妻子是在35岁以上怀孕，曾经有流产和死产史，应陪她到院做羊水穿刺检查。

★督促妻子远离电磁污染，听音响、看电视时要保持一定的距离。

★挑选舒适的平跟鞋和漂亮的准妈妈装送给妻子当礼物，让她感受你对她的爱。

孕5月准妈妈应注意什么？

5个月的胎儿感觉器官发育迅速，从这个月开始有了味觉、听觉和视觉。所以这个月开始可以全方位地对宝宝进行胎教。另外，这段时间准妈妈需要补充维生素D和钙，帮助胎儿的骨骼生长。

孕5月准爸爸应做些什么？

★和妻子一起胎教，每天跟胎宝宝说话，"抚摸"宝宝，给宝宝听胎教音乐。

★协助妻子做好孕期的自我监护：量体重、数胎动。

★保持居家环境的安静，让妻子远离强烈的噪声，以免造成宝宝的不安。

★如果妻子身体情况允许，准爸爸可以安排一次短期的旅行，减缓妻子的忧虑和不适。

孕6月准妈妈应注意什么？

怀孕6个月的准妈妈会发现从这个月开始体重飞速增长，身体也跟着变化，腹部膨大，行动开始不方便了。面对这些变化，有的准妈妈会感到沮丧，不适应，情绪经常不稳定。

孕6月准爸爸应做些什么？

★学会倾听和赞美，多听妻子的倾诉，经常赞美她，告诉她你喜欢她怀孕的样子，怀孕的女人是最漂亮的。

★对妻子保持良好的情绪，不要惹妻子生气。可以着手陪妻子一起计划婴儿房的布置，一起挑选婴儿用品，让妻子感受到丈夫共同参与的欣慰。

孕7月准妈妈应注意什么？

准妈妈马上就要进入孕晚期了，腹部迅速增大，会感到很容易疲劳，有的准妈妈还会出现脚肿、腿肿、静脉曲张等状况，感到不适。

孕7月准爸爸应做什么？

★陪同妻子参加产前培训课程，了解有关分娩的正确知识。

★与妻子商量决定分娩的医院。

★多与妻子谈心，交流彼此的感觉，帮妻子克服心理上的恐慌和无助。

★帮妻子按摩，揉揉后背、肩，按摩腿和脚，减轻她的不适。

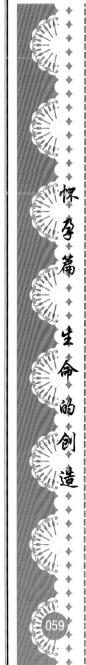

怀孕篇 生命的创造

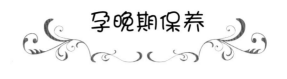

孕晚期准妈妈的身体会发生什么？

准妈妈的身体明显沉重，动作显得更笨拙、迟缓。

由于腹部向前挺得更为厉害，所以身体的重心移到腹部下方，只要身体稍失衡就会感到腰酸背痛，有时还会放射到下肢，引起一侧或双侧腿部疼痛。子宫底的高度上升到肚脐之上，心脏负担逐渐加重，血压开始升高，心脏跳动次数增加，身体新陈代谢时消耗氧气量加大，准妈妈呼吸变得急促起来，活动时容易气喘吁吁。由此开始，静脉曲张、痔疮及便秘这些麻烦可能会从此时接踵而至。

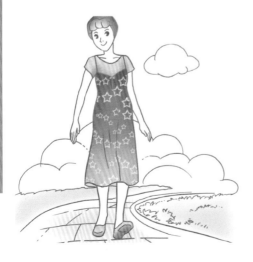

子宫顶压膈肌和胃，使饭量减少，会觉得胸口上不来气，甚至需要肩来协助呼吸，食欲开始减退，尿频更加明显；乳房高高隆起，乳房、腹部以及大腿的皮肤上的一条条淡红色的花纹更为增多，乳头周围、下腹、外阴部的颜色日渐加深，有的准妈妈耳朵、额头或嘴周围也生出斑点。

如果以上症状加重，或出现其他不适时，要及时看医生。

孕妇长期卧床不利于分娩

近年来，医院产房里经常出现这样的情况：准妈妈身体健康，胎儿生长发育情况良好，胎位正常、产道畅通，自然分娩应该是顺理成章的。但是，在临产时，产妇却宫缩无力，产程进展缓慢，只好进行剖宫产。

调查发现，滞产发生的一个主要原因是准妈妈在妊娠期，尤其是妊娠中晚期卧床静养较多。很多妇女怀孕后，便受到特殊"待遇"，增加营养，停止了一切家务劳动和工作，也不进行适当的运动。

准妈妈长期缺乏活动和锻炼，使机体的肌肉，尤其那些与分娩有关的腰、腹及盆腔肌肉变得松弛无力，所以不利于分娩。

育儿小帖士

孕妇平时应该经常活动以提高肌肉的收缩力，利于正常分娩，反之，平日身懒不动力，经常卧床，分娩自然有较大痛苦。

准妈妈尽量少去公共场所

妇女怀孕以后身体抵抗力下降，易致病毒、细菌感染。公共场所中各种致病微生物密度远远高于其他地区，所以准妈妈应尽量少去公共场所。

1 人多拥挤，易出意外

准妈妈在人多拥挤的地方，要避免挤来挤去，一旦腹部受压，很容易诱发流产、早产。去商场、乘公车，最好有人陪护。

2 人声嘈杂，噪声分贝高

公共场所的噪声污染可影响胎儿的生长发育及其情绪。

3 空气污浊，氧含量减少

公共场所会使准妈妈感到胸闷气短，胎儿氧供应随之受到影响。

4 环境复杂，易受感染

准妈妈很容易染上病毒和细菌性疾病。公共场所人多嘈杂，很难防范病菌的传染，所以对于准妈妈和胎儿来说是很危险的。

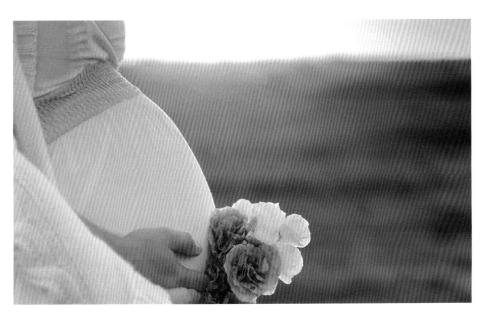

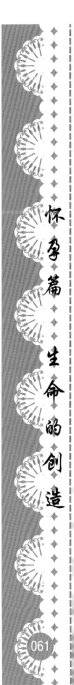

怀孕篇 生命的创造

061

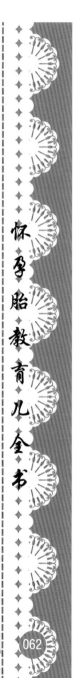

孕晚期准妈妈不可久坐久站

妊娠晚期由于胎儿已逐渐发育成熟，子宫逐渐膨大。为了避免更多的腰酸背痛，准妈妈应该避免久坐久站。

准妈妈站立时，腹部向前突出，身体的重心随之前移，为保持身体平衡，准妈妈上身代偿性后仰，使背部肌肉紧张，长时间站立可使背部肌肉负担过重，造成腰肌疲劳而发生腰背痛，故应避免久站。在站立时应尽量纠正过度代偿姿势，可适当活动腰背部，增加脊柱的柔韧性可减轻腰背痛。

妊娠晚期由于增大的子宫压迫腔内静脉，阻碍下肢静脉的血液回流，常易发生下肢静脉曲张或会阴静脉曲张。若久站久坐，因重力的影响，可使身体低垂部位的静脉扩张、血容量增加、血液回流缓慢，造成较多的静脉血潴留于下肢内，致下肢静脉曲张。常表现为下肢酸痛，小腿隐痛，踝及足背部水肿，行动不便。

胎位异常如何矫正？

胎位异常分娩者对母亲及胎儿都有很大的威胁，是造成难产和围产儿死亡的重要原因之一。因此，早期发现异常胎位，及时给予矫正，可降低难产发生率，从而也降低了围产期准妈妈及胎儿

死亡率。具体措施：准妈妈要及时去医院进行孕期检查，医生通过四步手法确定胎位是否异常。若为臀位或横位，孕30周前可以自行转位而成正常。但若30周后不能自动复位者，应加以矫正。方法如下。

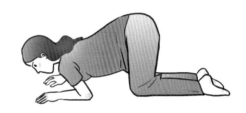

1 胸膝卧位

做前应解小便，松腰带，必要时于半小时前服沙丁胺醇4.8毫克，以增加成功率。在医生的指导下正确执行，每次15分钟，每日早、晚各1次，1周后复查。

2 侧卧位转位法

准妈妈夜间睡觉时，身体卧位胎儿身体肢侧，利用重力的关系使胎头进入骨盆。

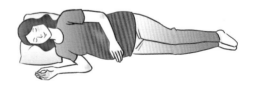

3 艾灸至阴穴

每日1次，每次15分钟，1周后复查。

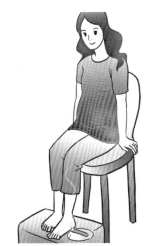

4 改良外倒转术

适用于32～36周妊娠的转位。方法是术前30分钟先口服沙丁胺醇4.8毫克，以松弛子宫平滑肌，然后进行腹壁阴道双合倒转术，转位成功后用腹带加以固定。手术要慎重，严格筛选适应症和禁忌症。

预防早产的方法

早产是在妊娠28～37足周前这一阶段提前分娩。早产儿由于各个器官组织发育还不够成熟，体重往往低于2500克，也被称为低体重儿，准妈妈要谨慎预防早产。

◆注意孕期卫生，充分认识各种可能引起早产的因素，并加以避免。

◆注意生活中不要过度劳累，每天

按时起居，注意休息。

◆节制性生活，特别是曾有流产或早产史的准妈妈，在孕晚期应禁止性生活。

◆注意控制饮食中的盐分摄入，以免体内水分过多而引发妊娠高血压疾病，从而引发早产。

◆预防便秘和腹泻，避免因此引起子宫收缩，引起早产。

◆坚持定期做产前检查，一旦发现胎位异常，应及时在医生指导下积极纠正。

◆不长时间做压迫腹部的家务活，避免撞击腹部，避免剧烈活动。

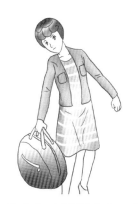

◆走路和起坐时要小心，避免摔倒。孕晚期避免开车，也不要乘机出行或搭乘振动较大的交通工具出行。

胎盘早期剥离怎么办？

正常分娩中胎盘要在胎儿娩出之后才与子宫剥离并娩出。如果正常位

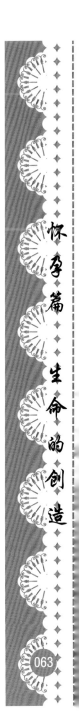

置的胎盘在妊娠晚期或分娩中胎儿娩出前就部分或全部从子宫壁剥离，称为胎盘早期剥离（简称胎盘早剥）。胎盘早剥是产科的严重并发症，对母儿生命威胁极大。

胎盘早剥常常发生在有妊娠高血压综合征的准妈妈，或有腹部外伤的情况下。起病急，准妈妈有持续性的腹部剧痛，有阴道出血。因为出血可能以积存在子宫腔内为主，也可能以经阴道流出而表现为外出血为主，所以阴道出血量多少不一定与腹痛和恶心、呕吐、面色苍白等表现一致。重者在短时间内就可能致准妈妈血压下降、休克，胎死宫内。在妊娠晚期，准妈妈只要发生持续腹痛就须立即到医院。

胎膜早破怎么办？

胎膜在子宫颈口处破裂，羊水流出，这是胎宝宝即将分娩的前兆之一，一般发生在临产后，大多在子宫口扩张6～7厘米及以上。如果它在胎宝宝成熟之前发生破裂，就会危及母子生命。一旦流出羊水，就有可能发生逆行感染。胎膜早破后，子宫内部与外界相通，容易导致宫内感染。腹部外伤、宫颈内口松弛、孕晚期粗暴性交、胎膜感染、胎膜发育不良，以及缺乏微量元素锌、铜等都有可能出现胎膜早破。胎膜早破后不久就有规律性宫缩，所以一旦发生胎膜早破，应马上住院待产。

胎宝宝脐带绕颈怎么办？

脐带绕颈与脐带长度及胎动有关，如胎宝宝较多地自动回转或外倒转术，都可能导致脐带绕颈。据统计，脐带绕颈的发生率为20%～25%，也就是说，每4～5个胎宝宝中就有一个曾经发生过脐带绕颈。

脐带绕颈松弛，不影响脐带血循环，不会危及胎宝宝的生命，不必过于担心。

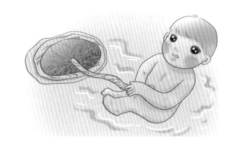

要照顾好脐带绕颈的胎宝宝，建议准妈妈可以这么做。

◆坚持数胎动，胎动过多或过少时，应及时去医院检查。

◆坚持做好产前检查，及时发现并处理胎宝宝可能出现的危险状况。

◆通过胎心监测和超声检查等间接方法，判断脐带的情况。

◆减少震动，保持睡眠左侧位。

孕期要经常做哪些动作呢？

1 "蹲"类的动作

训练准妈妈的骨盆腔底层肌肉。可将两腿打开与肩同宽或略宽一些，两脚尖朝外，再慢慢半蹲下来。另一个动作是：两脚开大一些，完全蹲下来。再把两手撑在膝盖内侧，双手在胸前合十，两臂用力往外撑。但36周后腹部已太沉重或32周后胎位仍不正及有痔疮困扰者不宜做全蹲式，可以坐在垫子或瑜伽砖上做练习。

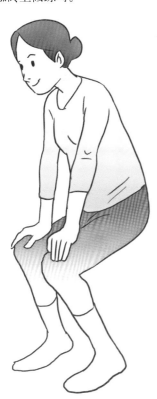

2 练习收阴

想象有点忍尿的感觉（但可别真的憋尿），这可预防产后漏尿，缓和生产时会阴的撕裂伤。

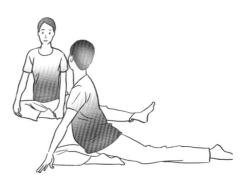

3 骨盆倾斜动作

最简单的方法是站着，全身平贴墙上，试着把尾骨朝前方转动，也就是试着把原本悬空的下背部，慢慢地摊平在墙上。这可减缓准妈妈的下背疼痛。

4 靠墙站姿

尤其像单脚平衡类的动作，可一只手或一只脚撑墙上。

5 呼吸法

风箱式呼吸（快速且急促的吐气）不宜。左右鼻孔呼吸法很好，可以净化神经系统，帮助集中意识以利静坐。净化呼吸法，从鼻子深吸气、由口深深的吐气，能舒缓身体与心灵的疲倦与压力，这种呼吸法也很好，临产阵痛时亦可使用。

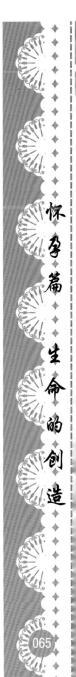

准妈妈在何时停止工作？

如果工作环境安静清洁，危险性比较小，或是坐在办公室工作，同时身体状况良好，那么准妈妈可以在预产期的前一周或两周回到家中静静地等待宝宝的诞生。

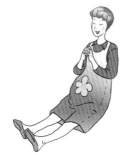

如果是饭店服务人员、销售人员，或每天至少需要行走4小时以上的，建议准妈妈在预产期的前两周半就离开工作回家待产。

如果工作中需要长期使用电脑，或需要经常在工厂的操作间中工作，或是在阴暗嘈杂的环境中久待，那么建议准妈妈应在怀孕期间调动工作或选择暂时离开待在家中。

如果工作运动性相当大，建议准妈妈提前一个月开始休产假，以免发生意外。

妊娠期糖尿病的防治措施

患病的准妈妈中，80%～90%孕前无糖尿病史，约有10%在孕前就已经存在隐性糖尿病。随着生活方式和饮食习惯的改变，如饮食中能量过高、活动减少、吃水果过多等，妊娠期糖尿病发病率逐年上升，由原先的3%上升到6%～7%。

妊娠期糖尿病的危害

容易发生流产、早产和死胎；羊水过多发生率增加；巨大儿发生率增加，出现难产和产伤的机会增多；在分娩时易产程延长，从而引起宫缩乏力性出血。此外，妊娠期糖尿病使胎儿的死亡率增高，新生儿易发生新生儿低血糖。妊娠期糖尿病患者所生的婴儿患新生儿呼吸窘迫综合征的概率，是非糖尿病准妈妈所生婴儿的6倍。

防治措施

警惕高危因素

一般而言，如果准妈妈具有以下高危因素，妊娠糖尿病更易发生，它们分别是：高龄产妇（年龄大于30岁）、糖尿病家族史、巨大儿分娩史、肥胖、不良产史（流产、死胎、胎儿畸形等）、孕前多囊卵巢综合征等。

对于有高危因素的准妈妈，第一次产检时就应进行有关检查；对于一般准妈妈，在孕24～28周须进行糖筛选试验，即口服50克葡萄糖，服糖后1小时测血糖。如血糖≥7.8毫摩尔／升

（140毫克／分升），需做葡萄糖耐量试验，即100克或75克葡萄糖耐量试验。

2 均衡饮食控制血糖

如何均衡饮食以保证有效控制血糖，又能使母子顺利通过妊娠和分娩，是妊娠期糖尿病妇女饮食管理的关键，也是妊娠期糖尿病与非孕期糖尿病的不同之处。

合理控制总热量摄入妊娠初期不需要特别增加热量，妊娠中、后期每天每千克体重按25～35千卡计算，并根据血糖、尿糖等病情随时调整饮食。

控制单糖的摄入严格控制易被体内吸收的单糖，如蔗糖、砂糖、果糖、葡萄糖、冰糖等。选择纤维含量较高的主食，如糙米或五谷饭，有利于控制血糖。

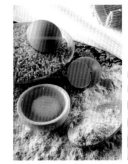
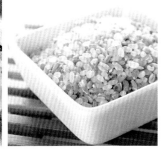

患病准妈妈的蛋白质摄入量应该较正常准妈妈增多，其中动物蛋白质占1/3。每天最好喝2杯牛奶，以获得足够钙质。

临产检查

产妇入院后，进入待产室等待分娩。医生要翻阅产妇的产前检查记录，了解妊娠期间的情况。然后要询问病史，包括妊娠期间的情况、月经情况、婚育情况、既往身体健康情况、现在阵发性腹痛情况、阴道流血及流水情况等等，并要进行全身查体、包括内科查体和产科查体。

产科查体要测腹围、宫高，估计胎儿大小，测骨盆大小观察骨盆形态，查宫颈口开大的程度及先露的高低，观察宫缩持

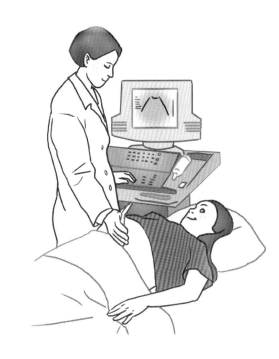

续时间、强度，并要听胎心。通过以上检查，医生对产妇能否经阴道分娩有了大体的估计。

有的产妇对这些反复检查表现不耐烦，实际上正是通过这些检查，医生才能发现异常情况，采取相应的措施，确保分娩顺利进行。

孕妇产前紧张怎么办？

初为产妇时往往缺乏心理准备，对生产既感到神秘，又有些惧怕，再加上听到分娩是如何地痛苦，使得许多产妇对分娩更加感到恐惧。分娩是产道被撑开而让婴儿通过，所以痛是不可避免的。但这种痛又是因人而异的，有人并不感到很痛，差异很大。另外，人感受到痛是大脑皮层中枢神经的作用。如果自我感觉不安，中枢神经会有非常敏感的反应，痛就会更厉害。很多准妈妈每每想到自己即将临产时，心中就忐忑不安，充满恐惧心理。那么，如何消除产前紧张心理呢？

◆心情越紧张，准妈妈的肌肉就会绷得越紧，产道不容易撑开，婴儿不能顺利分娩，不但疼痛会更厉害，而且还会造成难产、滞产等不良后果。相反，心情舒展，让肌肉和骨盆放松，婴儿才能顺利分娩。

◆参加准妈妈学校的课程，了解生产的过程和引起疼痛的原因，有助于克服对分娩的恐惧心理。

◆练习分娩镇痛的呼吸和按摩方法。

◆安排好工作，处理好各种家庭、朋友、社会关系，消除各种矛盾，尽可能不让不良的情绪带到临产后。

◆与丈夫交谈，安排好分娩前的准备工作，协商好分娩过程中可能出现的问题和解决方法。

总之，持着"既来之，则安之"的态度，事先详细了解分娩过程，做好配合助产人员的准备，这种心理状态能很好地帮助产妇克服产前的种种不适。事实证明，有心理准备比没有心理准备的产妇生孩子要顺利得多。

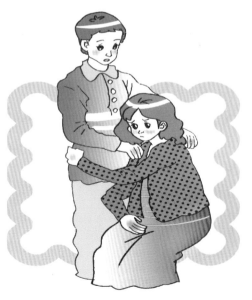

怀孕胎教育儿全书

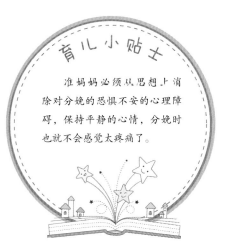

如何减轻分娩疼痛？

腹痛时产妇可以通过下列动作减轻疼痛感。

◆深呼吸止痛法：安静地慢慢呼吸，一呼一吸6秒左右。

◆腰骶部压迫止痛法：双手握拳压迫两侧腰骶部。

◆按摩止痛法：用双手按摩两侧骶部或用双手轻轻揉摩腹部。

◆侧卧位止痛法：采用侧卧位，也能减轻一些不适感。

另外可以应用针灸或电针刺激穴位进行止痛，如针刺合谷、三阴交、足三里穴等。对于烦躁不安的产妇，且估计胎儿不能在4小时内出生者，可以应用安定或派替啶止痛镇静。

分娩先兆有哪些？

随着预产期的临近，准妈妈总是会担心什么时候分娩、会出现什么样的症状等问题。临近分娩时会有一些先兆，但也会因人而异，要做好充分的准备。一般分娩的先兆有以下几点。

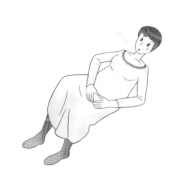

1 胎儿下降到骨盆

预产期临近时，准妈妈首先会感觉到胎儿位置的变化，原来在产妇肚脐周围的胎儿开始缓缓滑到产妇的骨盆中。这时产妇会有下坠感，从外表看准妈妈的腹部呈下垂状，被子宫顶着的胃和横膜的位置也会下降，呼吸也相应变得轻松许多。

2 胎动明显减少

胎儿的头部进入骨盆内固定后会减少活动，因此，这时产妇感觉胎动减少。

3 阴道分泌物增多

即将临盆时，阴道和子宫颈部分泌的黏液增多，此类黏液起到帮助胎儿顺利通过产道的润滑剂作用。随时检查分泌物的颜色、气味有无异样，有异味或发痒时应向医生咨询是否为阴道

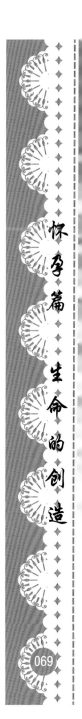

炎症。

4 胃部、胸部的压迫感减轻

到了预产期，胎头进入骨盆，这时原来感觉被顶上去堵着胸部的子宫体的压迫感消失了。另外，胃的周围感觉也很舒畅，食欲增加，呼吸也很轻松。此时应避免暴食而导致妊娠高血压疾病。

5 尿频

胎头入盆后，膀胱受胎儿的压迫。因胎儿位置下滑时，其头部压迫产妇膀胱，产妇会经常感到尿意。一有尿就想排泄，但到了厕所又排不出来或排泄一点点，过一会儿又有尿意，尤其是分娩即将临近时每晚排尿次数会超过2~3次。

6 腹部不规律地收缩

预产期临近时，腹部会有如痛经一样的感觉，这被称为假阵痛收缩，这是因为子宫变得敏感，稍微受到刺激就会收缩。

分娩信号

怀胎十月，终于来到令人兴奋的一刻，宝宝要出世了！宝宝出生时，会给妈妈讯号，这些讯号主要有3项，表示妈妈要分娩了！

1 开始阵痛

产妇在怀孕20周以后，偶然会感到子宫的不规律收缩，这种收缩的情形，在分娩前几天会变得强烈，频率也增加。

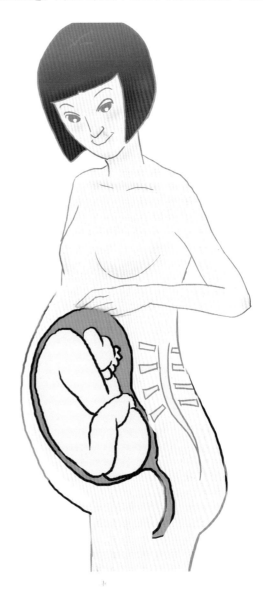

当原本不规律的子宫收缩，开始间隔一定时间，反复出现，这就是阵痛，最初阵痛每隔20～30分钟出现一次，准妈妈会感到腹部紧绷或下坠感，维持的时间为10～20秒，渐渐每次阵痛的间隔会缩短，而每次阵痛持续的时间会变长。在开始阵痛前后，子宫颈渐渐变短张开，可见夹着血液的分泌物出现。如果是初次生产，由开始阵痛至胎儿诞生为止，要花十多个小时，所以不必慌张入院。

2 见红

当宫颈扩张后，原先封堵宫颈的黏液栓从阴道排出，通常不止一块，呈粉红色，称"见红"。这是由于宫颈管扩张、宫颈内膜血管的破裂造成的。许多准妈妈没有见红现象，但有些准妈妈在妊娠早期和分娩过程中有这种现象。分娩前的见红，和平日的出血不同，表现为黏液状出血，容易区分。

不过也因人而异，有见红后很长时间

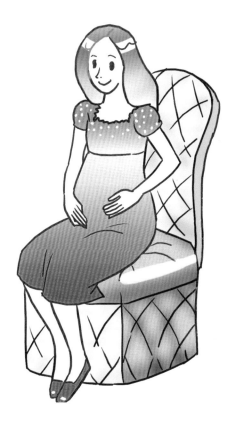

育儿小贴士

子宫每天有几次不规律的收缩，其特点是持续时间短，常少于30秒，收缩力弱而不规则，并且强度逐渐增加，常在夜间出现清晨消失。如果子宫收缩渐渐有规律，疼痛越来越厉害，而且间隔10分钟一次时，就要去医院了。

才开始阵痛的准妈妈，也有不出现见红现象的产妇，出现见红时要及时就医。

3 破水

当胎儿头向下压迫羊膜囊时，就会造成破水（通常是在分娩时破膜。胎儿娩出后，胎膜仍然完整未破的情况罕见）。羊水会突然涌出来，但通常是慢慢地流出来。羊水无味透明，或呈乳白色，有些产妇误以为是小便失禁。通常是在破水后12～24小时之内分娩，如准妈妈破水，最好去医院就医，以预防感染。

什么情况孕妇应及早入院？

◆发生胎膜早破，虽未临产也应住院。

◆自觉胎动明显异常者（过多或过少）。

◆围产检查发现胎心异常，或脐血流异常者。

◆产前有阴道出血者。

◆有并发症和合并症的准妈妈。如妊娠高血压疾病、妊娠期糖尿病、妊娠合并心脏病等。

◆确诊为前置胎盘，即使不出血也应提早住院。

◆已经超过预产期1周，但无任何临产迹象者。

◆产检发现羊水过多或过少者。

◆胎位不正或骨盆狭窄。事先已决定做选择性剖宫产者，应在预产期前1～2周入院。

◆双胎或多胎妊娠者，至少应该提前1～2周入院。

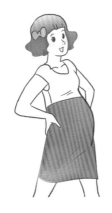

一般情况下，无并发症的准妈妈，不需要提前入院，等临产后再住院，以免休息不好或受一些不必要的刺激，同时也可减轻经济负担。

分娩的具体过程有哪些？

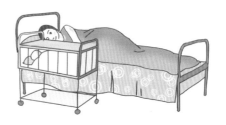

临床上，通常把分娩分为三个阶段，即三个产程。

第一产程所需的时间最长，从出现有规律的子宫收缩开始，直到子宫颈口开全为止。子宫收缩时，产妇一般会感到子宫变硬，小腹或腰部有疼痛和下坠感。由于产妇无法感觉子宫颈口张开的程度，所以需要医生做检查进行判断。在子宫颈口接近开全或开全时，胎膜往往自然裂，俗称破浆胞，随之有清亮、透明、混有胎脂的羊水流出。

第二产程时间较短，是从子宫颈口开全至胎儿娩出为止。胎儿随着强力而频繁的宫缩逐渐下降，当胎儿先露部达骨盆底部压迫直肠时，产妇有的腹部肌肉会协助子宫肌肉，共同把胎儿推出子宫。

第三产程是分娩的结束阶段。宝宝出生后，医生会用夹子夹紧脐带，然后把脐带剪断。再经过几次宫缩，胎盘就会和胎膜一同被挤出产道。胎儿娩出后，子宫体积随之缩小，当子宫再度收缩时，胎盘便自子宫壁剥离，并随子宫收缩而排出。

自然分娩需要做哪些准备？

分娩前准备越充分，越周密，越有利于自然分娩。对多数准妈妈来讲，从家人、同事、朋友以及邻居那里都会听到要准备些什么东西。但这些往往是"硬件"准备，除此之外，还应做好"软件"的准备工作。

在孕前、孕期，准妈妈要了解分娩的相关知识，如看一些生育方面的科普书籍，参加准妈妈学校听课，与已经分娩过的母亲们交谈，与医护人员交流等。

定期做好产前检查，对自己的妊娠过程自然分娩的概率有所了解，与医生多交谈，多询问。

与你的老公一起进行自然分娩的一些运动，包括拉梅兹呼吸运动，拉梅兹按摩镇痛及一些有助于分娩的辅助肌的锻炼等。

要了解何种情况下必须去医院，认识临产的现象，也可以记下医生的电话，有情况及时询问，以免延误去医院的时机。

要为去医院的路线、交通工具做好准备。计算好医院离家有多远，乘什么交通工具去医院，在上下班时间交通拥挤时，从家大约需多长时间到达医院，最好预先演练一下去医院的路程和时间。另外还要准备备用方案，以便当第一条路堵塞或交通工具出问题时选择，也能尽快到达医院。

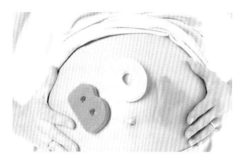

预先安排好工作和生活。如请人帮助照料宠物和料理家务，请同事帮助做一些工作，并事先与上司和同事打好招呼。

选择剖宫产要慎重

通俗地说，剖宫产是产妇在分娩过程中，由于产妇及胎儿的原因无法使胎儿自然娩出而由医生采取的一种经腹部切开子宫取出胎儿及其附属物的过程。

剖宫产手术的实施降低了孕产妇及围产儿的死亡率，臀位产造成的产伤及新生儿并发症明显减少。但剖宫产有弊

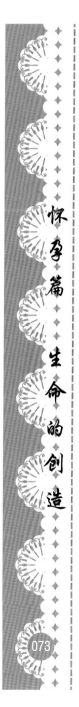

073

也有利，在医学上有严格的适应证。它是绝对不能代替阴道分娩的。

༄ 为何要慎重选择剖宫产？

剖宫产手术，除了麻醉方面的风险外，还可能在术中或术后出现一些相应的并发症。此外，剖宫产还可能对新生

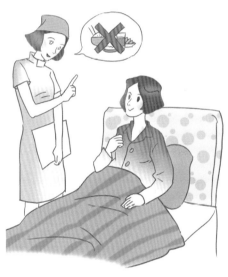

宝宝和准妈妈产生一系列的伤害。

1 对宝宝的伤害

锁骨骨折。见于小儿前肩娩出不充分时，即急于抬后肩，使前锁骨卡在子宫切口上缘，造成骨折。股骨或肱骨骨折。股骨骨折多见于臀位，是因为术者强行牵拉下肢所致。肱骨骨折则是术者强行牵引上臂所致。颅骨骨折。多见于小儿已进入骨盆入口较深的部位，或胎位异常，娩头时术者在胎头某一局部用力过

猛。软组织损伤。在切开子宫时，由于宫壁过薄或术者用力过猛，致使器械划伤胎宝宝的先露部位。

2 对妈妈的伤害

膀胱损伤。多见于分离膀胱层次时有误，或剖宫产术后再孕时，子宫切口瘢痕与膀胱粘连造成的损伤。

肠管损伤。如患者曾有过开腹手术或炎症造成肠管粘连，剖宫产时，易将肠壁误认为腹膜，造成误伤。

子宫切口裂伤漏缝而致产后大出血。剖宫产手术中常会出现切口延裂，边缘不齐，缝合时止血不完全，术后出现腹腔内出血。

后期疼痛剧烈。虽然无须经历自然分娩的剧痛，但手术后的疼痛绝不亚于分娩时的疼痛，而且手术后的恢复比较缓慢，不同于阴道分娩宝宝生下来后疼痛消失，而是随着麻醉药作用渐渐消退，一般在术后几小时便开始感觉疼痛。此时，医生会安排术后镇痛，多数情况下不需要再用其他止痛药物。过量应用镇痛药物会影响肠蠕动功能的恢复。所以，要对疼痛做好一定的精神准备。

༄ 育儿小帖士 ༄

剖宫产后，子宫永远存留疤痕。万一避孕失败而做人工流产手术时，会增加手术难度和危险性。若是继续妊娠，则无论在妊娠或分娩过程中，都存在子宫疤痕破裂的可能性。

怀孕胎教育儿全书

次流产史或不良产史及其他因素。

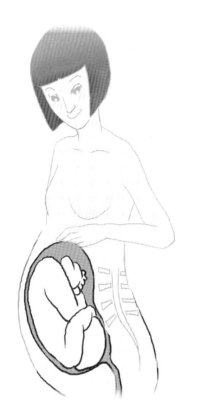

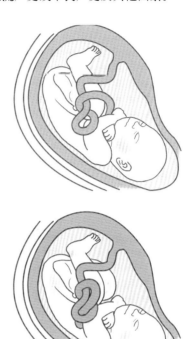

孕妇在什么情况下必须做剖宫产？

1 分娩前

胎宝宝过大造成头盆不称，产妇的骨盆口无法容纳胎头；

超过预产期2周仍未分娩；

胎位异常，如胎宝宝臀位、横位；

胎盘早剥或前置、脐带脱垂；

准妈妈的健康状况不佳。分娩时可能出现危险情况，如骨盆狭窄或畸形；患有严重的妊娠高血压综合征等疾病，无法自然分娩，高龄产妇初产、有过多

2 分娩时

胎宝宝的腿先娩出；

分娩过程中，胎宝宝出现缺氧，短时间内无法通过阴道顺利分娩；

分娩停滞：宫缩异常或停止，又无法用宫缩药物排除；

下降停滞：胎宝宝的头部或臀部没有进入产道；

胎宝宝窘迫：临产时胎宝宝心音发生病态改变，或血液化验显示过度酸化胎宝宝严重缺氧。无法以自然方法进行快速分娩；

胎膜破裂延迟：已超过24～48小

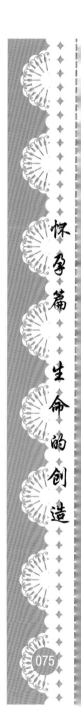

怀孕篇 生命的创造

075

面对分娩准妈妈要充满信心

就要面对分娩，准妈妈往往会产生某些不安，其实没什么可忧虑的，一切都将圆满如愿。用勇敢的心给宝宝上一堂勇敢的课吧。

∽ 不良情绪必须调整

准妈妈越临近分娩可能越焦虑不安，这种不良情绪必须调整过来，否则将导致体内部激素的改变，对胎儿产生不良的刺激。同时，焦虑和恐惧会引起肌肉紧张、身心疲惫，导致分娩时子宫收缩无力、产程延长以及滞产等现象，这将会影响胎儿的智力和情商，甚至危及生命。

∽ 充满信心迎接宝宝

分娩的确是胎教的最后一课，更是最重要的一课。面临分娩，要充满信念，相信自己。人的一生中遇到困难是常事，有的人可以扛下来，有的人却受不了。能够扛下来的人往往心中有着坚定的信念，这种信念如同希望之光，让人坚定、奋发。有句话说得好：只要信念不倒，世界上没有谁能使你倒下。

过期妊娠的预防

妊娠达到或超过42周，称为过期妊娠。过期妊娠的原因还不明确。

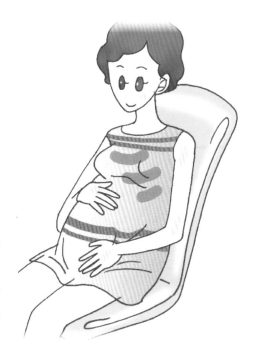

因为引发分娩的可能因素很多，包括黄体酮阻断、催产素刺激及胎儿肾上腺皮质激素分泌等，任何因素引起这些激素失调均可导致过期妊娠。所以过期妊娠可能与以下因素有关：雌、孕激素比例失调、盆腔空虚、胎儿畸形、遗传因素等等。

∽ 过期妊娠对准妈妈和胎儿有什么影响？

过期妊娠对母婴的危害主要有以下

几个方面。

◆过期妊娠时，若胎盘功能良好，可形成巨大儿，使难产的机会增加。

◆胎儿颅骨变硬，变形能力低，不易适应产道，而使难产的机会增加。

◆若胎盘功能减退，围产儿死亡率增加，较正常妊娠者高4倍。

◆胎儿窘迫、新生儿窒息、新生儿胎粪吸入综合征、产伤以及新生儿低血糖的发生率增高。

◆由于难产情况的增加，从而增加了母体损伤以及产褥感染的机会。

如何预防过期妊娠？

准妈妈要坚持定期做产前保健检查，听取医生的建议，通过各种方式确定预产期。怀孕36周后要多运动，或做一些分娩的准备练习，以避免过期妊娠。过了预产期1周应住院待产，对胎儿在宫内健康状况、胎盘功能进行监测，必要时引产。

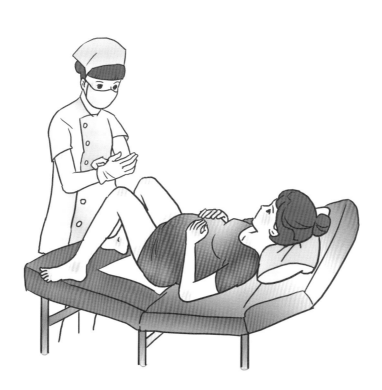

孕晚期保养须知

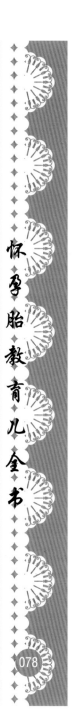

孕8月保养须知

宝宝有多大？

身长约为40厘米，体重为1500～1700克。

宝宝的发育情况怎样的？

全身显得越红，全身的胎毛减少。

妈妈的生理变化有哪些？

胃、心脏受到压迫，而且会感到痛苦。母体开始准备分娩。乳晕、外阴的色素会变深。足部会出现静脉瘤、水肿。会出现剧烈的腰痛。

医生有哪些建议？

2周接受1次产前检查。容易出现妊娠中毒症；必须特别注意。注意早产的迹象。特别注意体重的异常增加。胎位容易变动，必须注意动作。

孕9月保养须知

宝宝有多大？

身长约为46厘米，体重为2000～2500克。

宝宝的发育情况是怎样的？

皮下脂肪增多，全身圆形而皱纹减少，胎毛也减少。已经逐渐发育成熟，不论男女，性器官已基本完成发育。

妈妈的生理变化有哪些？

胃部受到压迫，一次不能吃太多。排尿的次数增加。全身无力，腰痛加剧。腹部会不规则发胀。阴道分泌物增加。偶尔分泌初乳。

医生有哪些建议？

注意避免跌倒。再度检查一切分娩用品。充分睡眠和休息。偶尔会出现阵痛，表明已接近分娩阶段。

分泌物增加，所以应每天沐浴，保持干净。

孕10月保养须知

宝宝有多大?

身长约50厘米,体重约3000克。

宝宝的发育情况是怎样的?

皮下脂肪较丰富,任何时候分娩,都可以放心了。

妈妈的生理变化有哪些?

由于胎儿下降压迫膀胱,会出现尿频。同时,由于接近临产,会出现腹部有时胀硬、有时软的阵痛,不必惊慌。

医生有什么建议?

充分地休息和睡眠,蓄积体力。一个人不要走得太远,以免发生意外,严禁性生活,以免造成早产或胎膜早破或产后感染等。准妈妈将个人物品一切都准备好。随时准备住院分娩。

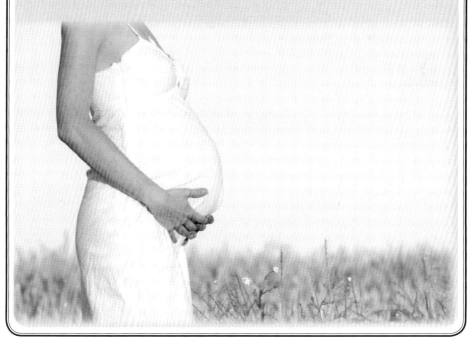

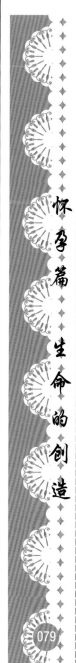

怀孕篇 生命的创造

079

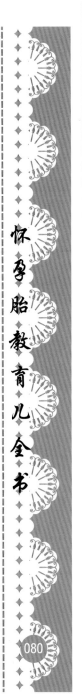

孕晚期指南

孕8月准妈妈应注意什么？

进入孕晚期，准妈妈行动愈加不方便，睡眠质量不好，食欲会有所下降，缺乏耐心，心情容易变得急躁。

孕8月准爸爸应做什么？

★保证妻子的睡眠与休息时间，并鼓励她做适当的活动。

★节制性生活，为避免引起早产，后期应该禁止房事。

★转移妻子的不安和焦虑，与她一起为宝宝起名字，探讨未来宝宝的可爱模样，调动妻子的母爱。

孕9月准妈妈应注意什么？

此时你们的宝宝发育已经基本成熟，在为出生做最后的准备了，准妈妈的肚子已经相当沉重，准爸爸要做好保护工作。

孕9月准爸爸应做些什么？

★与妻子一起学习有关分娩、产后护理及新生儿的知识，做好科学育儿的准备。

★提前为妻子准备好分娩的必需用品。

★每天陪妻子散步、爬楼梯，为分娩做准备。

★送妻子一些礼物，给妻子增添喜悦，增强她的信心。

孕10月准妈妈应注意什么?

通常最后一个月,准妈妈会觉得时间变得漫长,很着急要跟肚子里的宝宝见面,这时的宝宝已经开始落入盆腔,准妈妈会感到比较舒服。

孕10月准爸爸应做些什么?

★陪妻子做最后一次产检,了解一下病房、产房的环境,联系医生。

★为妻子的分娩与宝宝的顺利出生做好准备,确认分娩时的联系方式和交通工具的安排。

★多给妻子鼓励和勇气,放松妻子的紧张情绪。

★为妻子做好出院准备:布置好清洁舒适的房间,检查宝宝的用品是否齐全,备足一切生活用品及营养品等。

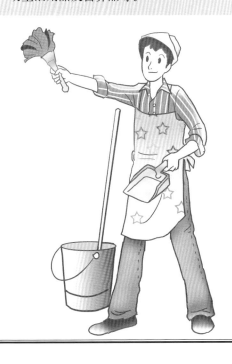

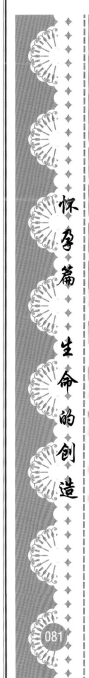

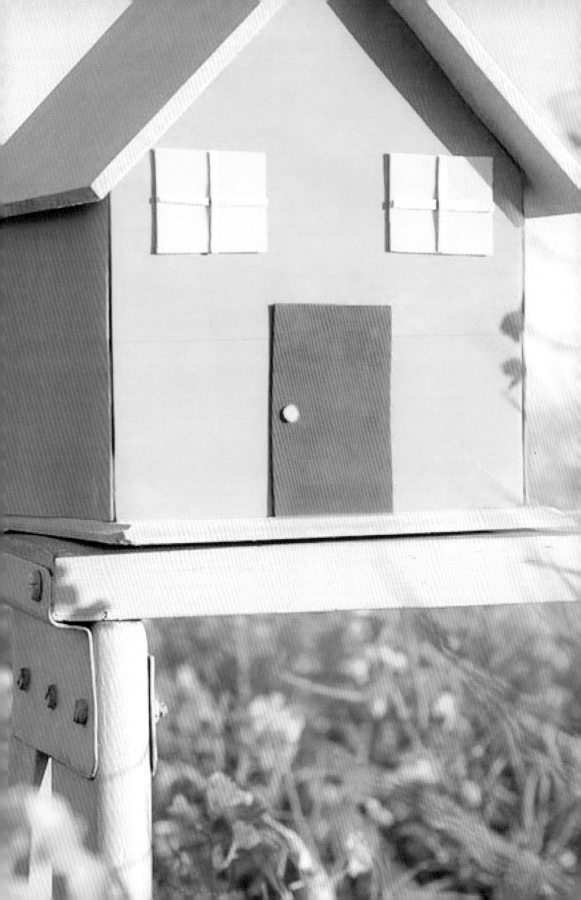

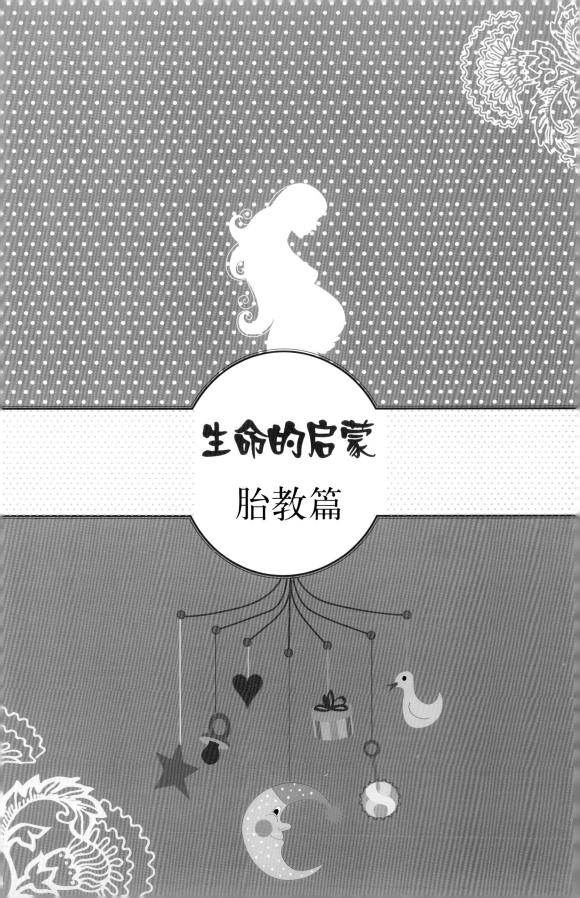

生命的启蒙

胎教篇

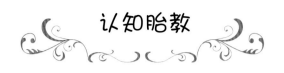
胎教是什么？

　　胎教是调节孕期母体的内外环境，促进胚胎发育，改善胎儿素质的科学方法。胎教一方面指准妈妈自我调控身心的健康，为胎儿提供良好的生存环境；另一方面指对生长到一定时期的胎儿施加合适的刺激，促进胎儿的生长。

　　胎儿具有惊人的能力，为开发这一能力而施行胎儿教育，近年越来越引起人们的关注。

胎教概念包括哪三个方面？

优身受孕

　　优身受孕是指夫妻双方在最适宜的年龄段以及最佳的身心状态下受孕的过程。在受孕前后，夫妻双方需要优身优心，这样才能为生个聪明健康的宝宝打下良好的基础。

　　母体孕育胎儿，女性自身的状况对胎儿会产生直接影响；丈夫精子的质量对胎宝宝有着直接的影响，所以准爸妈都需要优身。在受孕之后，准妈妈的言

行举止都会作用于胎宝宝，所以准妈妈需要有健康平稳的心态、良好的身体素质和良好的修养，这是母亲的优心；准爸爸在妻子怀孕时要做到对妻子支持、照料、关心、爱护，这是父亲的优心。

优境养胎

　　胎宝宝的生长，需要一个良好的生活环境，优境养胎正是指夫妻双方为胎宝宝创造适于生长的内外环境的过程。

　　根据母体的状况，可以把胎宝宝的生活环境分为外环境和内环境两种。准妈妈的身体健康状况、精神状态、自身的素养等都属于内环境，它直接作用于胎儿；母体之外的某些自然环境和社会

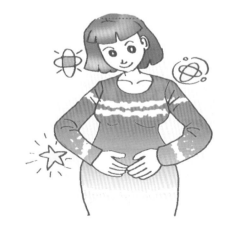

怀孕胎教育儿全书

环境属于外环境，它能作用于母体，引起母体内环境的变化，进而对胎宝宝产生影响。不同事物对胎宝宝产生的影响也不同。积极的、乐观的事物会对胎宝宝产生有利的影响。反之，消极的、悲观的事物会对胎宝宝产生不利的影响。人体血浆中的化学物质可使准妈妈和胎宝宝之间进行沟通和交流，胎宝宝会通过母体内化学物质的变化感知母亲的情感变化。准妈妈的情绪会直接对胎宝宝神经系统发育产生影响，并作用于胎宝宝日后性格的形成，这正是我们需要优境养胎的原因所在。

胎儿教育

对胎儿的教育可分为直接教育和间接教育。怀孕后，母亲和胎宝宝结为一体，母亲的言行举止会对胎宝宝产生直

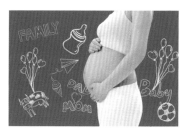

接影响。为了培养胎宝宝，准妈妈需要有意识地进行学习，如母亲读一本优秀的小说，这是母亲有意识的学习过程，同时也是胎宝宝学习和受教育的过程。所以我们建议，准妈妈要尽量多接触积极、正面的东西。

胎教的可行性依据有什么？

胎儿在母亲的子宫里，与母亲血脉相通，有理由相信，母亲通过一些正确的胎教方法，完全可以促进孩子各种潜力的发展。

对胎教的怀疑态度

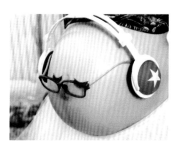

很多人认为胎教是唯心主义的东西，认为胎儿在深"宫"内什么感觉也没有。在20世纪50～60年代，就连产科医生等专业人员也曾认为刚出生的孩子什么也听不到，什么也看不见，对胎教持怀疑的态度。即使今天，国内外都仍然存在较大的分歧。

科技进步带来的变化

随着科学技术特别是特殊检查记录仪器设备的发展，如B型超声扫描仪、胎心监护仪、胎儿镜的发展，使原先一无所知的有关胎儿的感知觉问题，如：对各种刺激的反应、受刺激后胎儿心跳和呼吸、胎动的变化，乃至胎儿在子宫

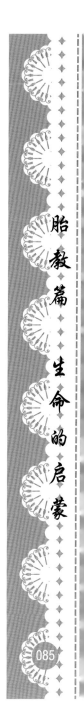

内喝羊水、撒尿与吃手的动作，都被观察或记录下来了。

尤其有趣的是，近几年来北京大学所属的北京人民医院、北大医院、北京协和医院和中国科学院声学研究所的科研人员合作，用各种仪器设备实验与观察记录到胎儿可以听到外面环境中的各种声音，并且在吵闹声音刺激下胎儿会心跳加快、胎动增强甚至生气地踢腿，在轻柔舒缓的音乐刺激下又由烦躁转为安静，胎心由原先的增快而渐渐减缓到原先安静状态下的胎心率上来，胎动也由受吵闹时的增强而减弱下来，直至安详地入睡。

国内外的实验报告，均说明了胎龄在4或5个月以上的正常胎儿，已经具备了人的一些感知能力，特别是听觉、视觉与触觉已经初步建立。这样，从前人们一无所知的胎儿能力范畴内的问题，随着科学技术的发展逐渐被人们发现和得到正确的认识。这说明4～5个月的胎儿具备了接受教育的条件，所以，只要胎教符合胎儿生长发育的实际情况，胎教不仅是可行的，而且也是必要的。

○ 人们应持什么态度？

有些准妈妈持有"宁可信其有"的态度，这可能是由直觉产生的观点，但确实是正确的。适度的、科学的、自我感觉良好的胎教行为，是有益无害的。

其效果大小虽无法衡量，但不去做就会留下遗憾。

胎教的原则有哪些？

自觉遵循胎教的基本原则，是胎教成功的前提和保证。胎教原则是人们进行胎教时必须遵循的准则，它反映了胎教的客观规律，同时也是千百年来胎教实践经验的概括和总结，

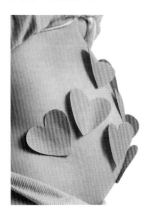

贯穿于胎教的整个过程之中，对具体的胎教活动起着极为重要的指导作用。

○ 自觉性原则

自觉性原则要求准妈妈在正确认识胎教的重要意义的基础上，主动学习和运用胎教方法，有目的、有计划、积极主动地进行胎教。

○ 及时性原则

胎教过程具有不可逆转性，因此胎教必须尽早、及时地进行，否则错过了胎教最佳的时机，再采取措施就难以弥补。一般来说，直接胎教的最关键时期是怀孕5～7个月。

科学性原则

以现代的教育学、心理学和生理学、优生学等理论为指导，根据

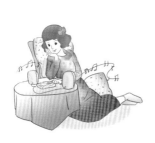

胎教过程的基本规律，恰当地选择胎教方法，引导胎儿在母体内更顺利、更健康地成长。

个别性原则

根据准妈妈本人及其家庭的具体情况，选择适宜的方式方法。由于准妈妈本人的智力、能力、气质、性格等许多方面都存在着个体差异，所以，胎教的途径和手段也应该随之而异。此外，家庭经济状况、文化背景和生活情趣等也会给胎教活动带来一系列影响。遵循个别性原则，能够扬长避短，收到较好的效果。

胎教有什么作用？

胎教是一种比较特殊的教育，胎儿在宫内的学习与出生后孩子的学前学后教育都不一样，不同于一般的学习概念和学习功利性。

胎教并不是要向胎儿灌输生活知识和科学知识，而是为了促进胎儿的身心发育，提高胎儿的个体功能，对胎儿的

心灵起到塑造、健全和完善的作用。也就是说，胎教是为了促使胎儿素质优良化。

胎教的作用

1 能促进胎儿大脑健康发育

由于胎教的内容情感化、艺术化，形象和声音于一体，从而可促进胎儿右脑的发育，使孩子出生后知觉和空间感灵敏，更容易具有音乐、绘画、几何和空间的鉴别能力，并使孩子情感丰富，形象思维活跃，直觉判断准确。同时，胎教给胎儿大脑以新颖鲜明的信息刺激，具有怡情养性的作用，从而又有利于胎儿大脑的健康和成熟。

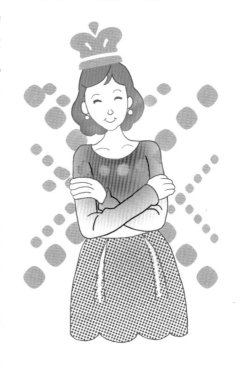

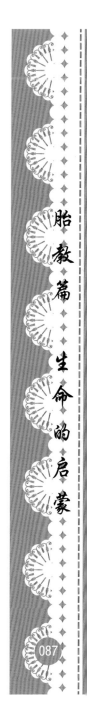

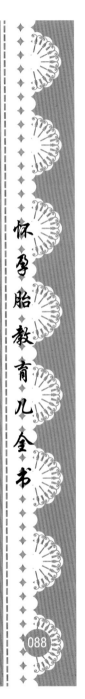

2 有利于胎儿的心理健康

胎教给胎儿的心理影响是积极的、能动的，不仅有利于胎儿感知能力的培养，而且有利于胎儿情感接受能力的培养，使胎儿未出世就容易在感知、情感等方面和父母相互沟通和交流。触摸胎儿时，胎儿会做出相应的动作；为胎儿播放音乐或唱歌时，胎儿会变得很安宁，这都是感知能力和情感接受能力的体现。这两种能力是基本心理功能，有了这两种能力，胎儿出生后在成长过程中就能更好地接受审美教育，具有想象、直觉、顿悟和灵感能力，并具有情感体验、调节和传达能力，使孩子心理得到健全发展。

3 有利于完善胎儿的人格

胎教对胎儿的影响是整体性的，因此胎教有助于胎儿以及胎儿出生后精神素质各个方面的塑造，即有助于人格的完善。人格又称个性，即一个人各种心理特征的综合。如果一个人能够在人生的开始就受到整体性的审美教育，那么这种教育就会对一个人的心灵产生长远的、深刻的、潜移默化的影响，最终使这个人的人格趋向完善，并使这个人成为一个真诚、善良、美丽的人，成为能够自我认识、自我完善和自我实现的人。胎教就是人生最早的审美教育，对一个人的发展起着开创性的作用，如人们常说的那样，良好的开端就是成功的一半。

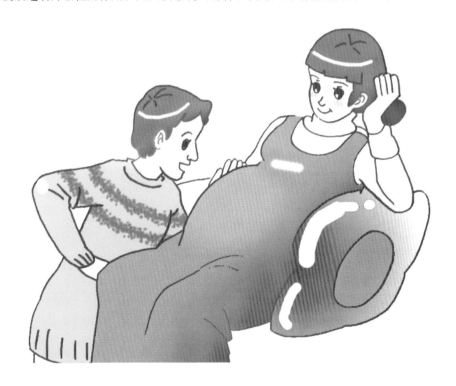

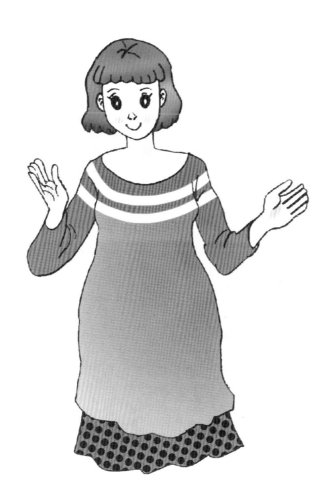

2．环境胎教。3．情绪胎教。4．语言胎教。5．音乐胎教。6．运动胎教。7．抚触胎教。8．意念胎教。9．美育胎教。10．光照胎教。

1 营养胎教

营养胎教是根据妊娠期胎儿发育的特点，合理指导准妈妈摄取食品中的各种营养素，以促进胎儿的生长发育。

营养是胎儿生长发育的物质基础，大脑的发育需要特定的营养素，所以科学合理的营养供给也是胎教的前提。合理营养并非只是填饱肚子或者吃得越多越好。营养要全面，食品要多样，饮食要有规律，进食要适量。必须补充的营养素有：蛋白质、谷物类、维生素类、微量元素和无机盐类及必需脂肪酸。

2 环境胎教

环境胎教是指为胎儿营造一个良好、健康的内外生活环境，确保胎儿能够健康、愉快地成长。

胎教有哪些方法？

胎教的实施方法很多，如果对其进行系统、科学地分类，应该分为下面十种。

所有具体的胎教方法和措施，无论是早期的还是晚期的，单一的还是综合的，都基本属于这十种胎教的范畴。例如，斯瑟蒂克夫妇的胎教方法，是以意念胎教为主而综合其他的胎教方法。

胎教的十大方法是：1．营养胎教。

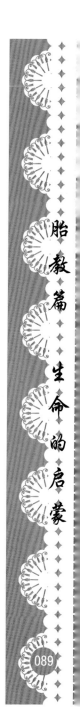

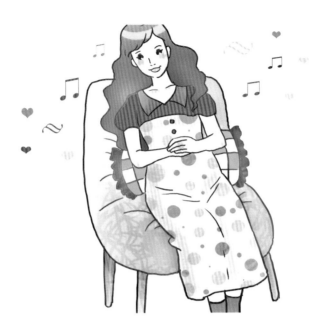

胎儿所处的环境可分为内环境和外环境。内环境指的是胎儿居住于母体内的环境；外环境是准妈妈所处的生活环境、工作环境及心理环境。

外界环境的优劣能通过准妈妈的感受传递给胎儿，因此准妈妈居室要安静、舒适、幽雅，还要经常到室外去散步，接触美好的自然环境。

3 情绪胎教

情绪胎教是通过对准妈妈的情绪进行调节，使之忘掉烦恼和忧虑，创造清新的氛围及和谐的心境，通过准妈妈的神经递质作用，促使胎儿的大脑得以良好的发育。

现代生理学研究发现，准妈妈的情绪和智力活动直接影响内分泌的种类和量，而内分泌物质经血液流到胎儿体内，使胎儿受到或优或劣的影响。准妈妈心情稳定，因而会产生好的激素，这些好的激素会经由内分泌系统传输到胎盘，因而影响胎儿潜能的开发。

语言胎教

准妈妈及家人用文明礼貌、富于哲理和韵律的语言，有目的地对子宫中的胎儿讲话，给胎儿的大脑新皮质输入最初的语言印记，为后天的学习打下基础，此种方式称为语言胎教。

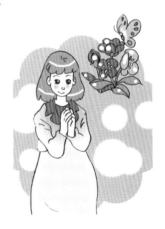

胎儿不断接受语言波的信息，使其在空白的大脑上增加"语音符号"。优美

的语言不但可以刺激胎儿大脑的生长发育，而且可使准妈妈自身调节，进入愉快和宁静的状态。怀孕后期胎儿已具备了听力和感觉能力，对父母的言行会做出一定的反应，似乎有种"心理感应"，而且出生后在脑子里可形成记忆。

5 音乐胎教

通过对胎儿有规律地传输优良的乐性声波，促使其脑神经元的轴突、树突及突触的发育，为优化后天的智力及发展音乐天赋奠定基础，称为音乐胎教。

音乐的节奏作用于准妈妈，也能影响胎儿的生理节奏，使胎儿从音乐当中受到教育。

通过健康的音乐刺激，准妈妈从中获得安宁与享受，分泌酶和乙胆碱等物

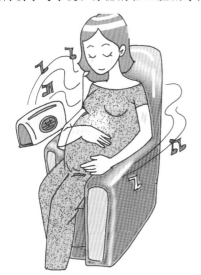

质，改善胎盘供血状况，同时使胎儿心律平稳，对胎儿的大脑发育进行良好的刺激。

6 运动胎教

运动胎教是指准妈妈适时、适当地进行体育锻炼和帮助胎儿活动，以促进胎儿大脑及肌肉的健康发育。研究表明，凡是在宫内受过"体育"运动训练的胎儿，出生后翻身、坐、立、爬、走及跳跃等动作的发育，都明显早于一般的宝宝。

此外，运动有利于准妈妈正常妊娠及顺利分娩。

7 抚触胎教

父母用手轻轻抚摸胎儿或轻轻拍打胎儿，通过准妈妈腹壁传达给胎儿，形成触觉上的刺激，促进胎儿感觉神经和大脑的发育。

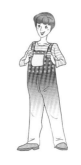

经过抚摸训练出生的婴儿，肌肉活动力较强，对外界环境的反应较灵敏，在生后翻身、爬行、站立、行走等动作的发展上都能提早些。

在抚摸时应注意胎儿的反应，可诱发胎儿"胎动应答"，但如胎儿用力踢腿，应停止抚摸，宫缩出现过早的准妈妈不宜使用抚触胎教法。

8 意念胎教

意念胎教是指准妈妈积极展开美好的联想，在意识中形成令人愉悦的意念，从而对胎儿的生长发育产生积极的影响。

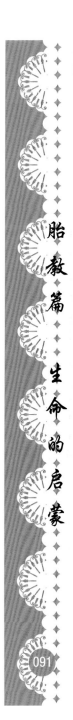

母亲与胎儿具有心理与生理上的相通，从胎教的角度来看，准妈妈的想象是通过母亲的意念构成胎教的重要因素，转化、渗透在胎儿的身心感受之中。同时母亲在为胎儿形象的构想中，会使情绪达到最佳的状态，而促进体内具有美容作用的激素增多，使胎儿面部器官的结构组合及皮肤的发育良好，从而塑造出自己理想中的胎儿。

意念胎教其实很宽泛，凡是将良好的心理感受传递给胎儿的有益过程，都属于这一范畴。如美学胎教，其实属于意念胎教，由于其从审美感受的角度进行胎教，自成体系、蕴含丰富，所以专门独立出来。

9 美学胎教

美学胎教是指通过准妈妈的身心感受，将美的教育通过生化神经递质传输给胎儿，这样不仅可以促进胎宝宝大脑细胞和神经系统的发育，同时，也陶冶了准妈妈的情感，促进了准妈妈和胎儿的心理健康。

美学胎教是根据胎儿意识的存在，通过准妈妈对美的感受而将美的意识传递给胎儿的胎教方法。美的意识主要源于三个方面：形象美、自然美和艺术美。

其实，准妈妈欣赏音乐属于美学胎教的范畴。但由于音乐不仅仅可供准妈妈审美，还可以调节环境氛围和人的情

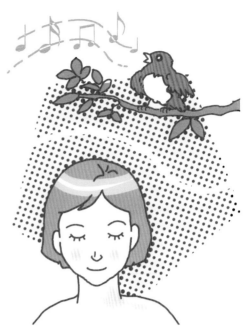

绪，也可以授之于胎儿的听觉，此外还有母唱儿听等非审美的音乐胎教方式，所以音乐胎教单列出来。

10 光照胎教

光照胎教是指在胎儿期适时地给予光感刺激，促进胎儿视网膜光感受细胞的功能尽早完善。

适度的光照对视网膜以及视神经有益无害。利用彩色超声波观察，光照后，胎儿立即出现转头避光动作，同时，心率略有增加，脐动脉和脑动脉血流量亦均有所增加，这表明胎儿可以看到射入子宫内的光亮。胎儿的感觉功能中，视觉功能发育最晚，7个月的胎儿视网膜才具有感光功能。

营养胎教怎么做?

营养胎教的两个方面

为了做好营养胎教,首先应了解营养胎教。营养胎教至少包含两个方面。

一方面是满足营养需求。根据孕期的特点与胎儿发育的进程,合理安排蛋白质、脂肪、碳水化合物、矿物质、维生素、水等六大营养素,以保证母胎双方对营养的需求,也就是胎教的物质基础。

另一方面是传递好的饮食习惯。胎儿出生后的生活与饮食习惯往往带有浓浓的母亲的影子。由此可见,营养胎教不等于以往单纯的营养补给,局限于母胎双方吃好、长好就行了,而是涉及食物的选择与组合、进食模式与习惯的更新等方方面面,展示出整个家庭累积的饮食科学与文明的程度,将优生的概念从胎儿期延伸到孩子出生以后。

正因为如此,优生学家将营养胎教列为孕期第一胎教,的确颇有见地。

营养胎教有哪些基本要求?

既然营养胎教如此重要,那营养胎教方法应该如何进行呢?

◆三餐定时:最理想的吃饭时间为早餐7~8点、午餐12点、晚餐6~7点,不论多忙碌,都应该按时吃饭。

◆三餐定量:三餐都不宜囫囵或合并,且分量要足够,注意热量摄取与营养的均衡,平分在各餐之中。

◆三餐定点:一边吃饭一边做别的事,例如开会或看电视都是不好的习惯。

如果您希望将来宝宝能专心在餐桌旁吃饭,那么您就应该在吃饭的时候固定在一个地点。进食过程从容不迫,保持心情愉快,且不被干扰而影响或打断用餐。

◆以天然的食物为主:准妈妈应尽量多吃天然原始的食物,如五谷、青菜、新鲜水果等,烹调时也以保留食物

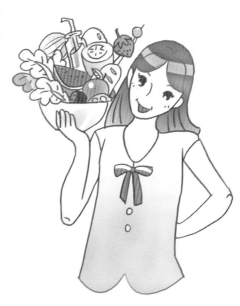

原味为主，少用调味料。另外，少吃所谓的"垃圾食品"，让宝宝在母亲肚里就习惯此种饮食模式，加上日后的用心培养，相信母亲能减少为孩子饮食习惯的担心。

情绪胎教

情绪胎教体现了父母之爱，情绪胎教也即爱的胎教。要做好情绪胎教，最重要的就是准妈妈要始终保持美好的心境和愉快的情绪。

✑ 准妈妈如何做？

◆应胸怀宽广，乐观舒畅，多想孩子远大的前途和美好的未来，避免烦恼、惊恐和忧虑。

◆把生活环境布置得整洁美观，赏心悦目。还应挂几张漂亮的娃娃头像，准妈妈可以天天看，想象腹中的孩子也是这样健康、美丽、可爱。多欣赏花卉盆景、美术作品和大自然美好的景色，多到野外呼吸新鲜空气。

◆饮食起居要有规律，按时作息，行之有效地劳动和锻炼，能保证心境平稳、心情愉悦。注意衣着打扮、梳洗美容应考虑有利于胎儿和自身健康。

◆常听优美的音乐，常读诗歌、童话和科学育儿书刊。不许看恐惧、紧张、色情、斗殴的电视、电影、录像和小说。

✑ 准爸爸如何做？

准爸爸在情绪胎教中都负有特殊的使命，作为丈夫应了解妻子怀孕会使产生一系列生理、心理变化，应加倍爱抚、安慰、体贴妻子，做她有力的心理支柱，尽可能使妻子快乐。

尽量多承担些家务，多做美味可口的食物。

创建美好的家居环境和恬静和睦的生活氛围，谈吐幽默诙谐，共同憧憬美好的未来。

总之，做父亲的当全力为自己的孩子准备第一份美好礼物——准爸爸胎教。

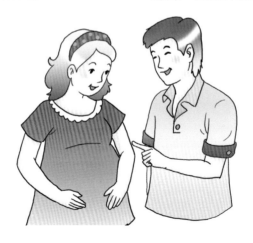

怀孕胎教育儿全书

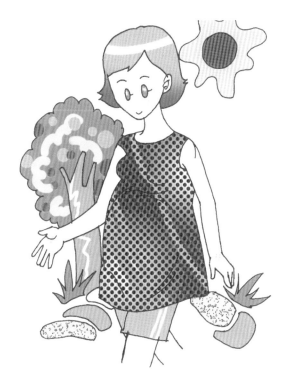

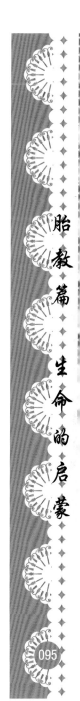

环境胎教

环境胎教与优生学一样，分为"预防性"和"进取性"两个方面。

前面讲的是怎样做"预防性"环境胎教，即防止不利环境的危害；现在讲"进取性"环境胎教，即让环境变得更有利。

1 美化居室环境

居室环境对于准妈妈是非常重要的。基本要求是要使居室整洁雅观，空气清新。居室的墙壁上应该悬挂一些装饰品，如图片、美术或书法作品等。

在居室的墙壁上可悬挂一些活泼可爱的婴幼儿画片或者照片，他们可爱的形象会使准妈妈产生许多美好的遐想，形成良好的心理状态。

悬挂一些景象壮观的油画也是有益的，它不仅能增加居室的自然色彩，而且能使人的视野开阔。悬挂一些隽永的书法作品，时时欣赏，以陶冶性情。

书法作品的内容可以是令人深思的名句，从中不仅能欣赏字体的美，更能感到有一种使人健康向上、给人以鼓舞的精神力量，从而时时激励自己。

此外，还可以在居室内外进行绿化装饰，应以轻松、温柔的格调为主，无论盆花、插花装饰，均以小型为佳，不宜大红大紫，花香也不宜太浓，准妈妈处在被花朵装饰得温柔雅致的房屋里，一定会有舒适轻松的感觉，这有利于消除准妈妈的疲劳，增添情趣。

花卉等植物的选择有讲究，需要选择对孕育有益、无碍的品种。

2 感受室外美丽风光

准妈妈如果一味地在屋里闷着，对自身的身心和胎儿的生长都是不利的。所以，准妈妈要经常到空气清新、

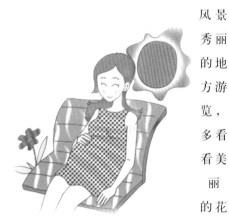

风景秀丽的地方游览，多看看美丽的花草，以调节情趣，这样可使准妈妈心情舒畅，体内各系统功能处于最佳，使胎儿处于最佳的生长环境。

准妈妈还可以利用每天的空闲时间为宝宝缝制小鞋、小袜、小衣服、小帽子，一边一针针缝入母亲的爱心，一边温柔地和胎儿说话，这种心情是到婴儿用品店购物所体会不到的。

人类从受精卵→胚胎→胎儿，直到出生瞬间成为新生儿，大约经历了280天。尤其在早孕8周内，胚胎从外表到内脏，从头颅到四肢大都在此期形成，加上胚胎幼稚，不具备解毒机能，极易受到伤害，故孕56天内是环境致胚胎畸变

的高敏时期。

总之，胎儿的身心、智能的健康发育，不仅需要良好的内环境，同时与胎儿生长发育的外环境也是密不可分的。因此，应常常带着你的"小宝宝"去感受、享受大自然的美。

语言胎教

富于哲理和韵律的语言，有目的地对子宫中的胎儿讲话，给胎儿期的大脑新皮质输入最初的语言印记，能为后天的学习打下基础。

语言胎教的时间和方法

胎儿从4个月的时候开始就对声音有了感觉能力，语言胎教就可以在胎儿4个月时开始。但如果考虑准妈妈愉悦的心情、充满爱意的抚摸和言语对胎儿早期气血形成方面的好处，语言胎教在胎儿开始形成时就可进行。

早期可配合抚摸胎教一起进行，准妈妈边轻轻抚摸腹部，边说些温柔的、充满爱意的话，这对胎儿不会有任何伤害，只有促使胎儿气血调和的好处。也可与音乐胎教交替进行，有时说话，有时准妈妈哼歌曲，有时播放音乐，配合抚触胎教一同进行。

胎儿满6个月时，准妈妈可以借鉴国外专家的一些方法，对胎儿开始系统性的语言胎教，即进行"胎儿对话"。同

时也可配合音乐胎教和抚摸胎教，或轮流进行这几项胎教内容。如能坚持，胎儿出生后会有不同的素质表现。

语言胎教的要领

◆为了让母亲的感觉与思考能和胎儿达到最充分的交流，最好是保持平静的心境并保持注意力的集中。

◆在念故事前，最好先将故事的内容在脑海中形成影像，以便比较生动地传达给胎儿。

◆如果没有太多的时间，只能匆匆地念故事给胎儿听，至少也要选择一页图画仔细地告诉胎儿，尽量将书画上的内容"视觉化"地传达给胎儿。

"视觉化"就是指将鲜明的图画、单字、影像印在脑海中的行为。研究发现，每天进行视觉化的行为，会逐渐增强将信息传达给胎儿的能力。

◆在选择胎教书籍时，不要有先入为主的观念，自以为宝宝会喜欢哪些书籍，尽量广泛阅读各类书籍。

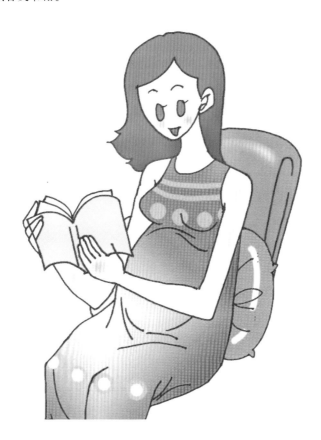

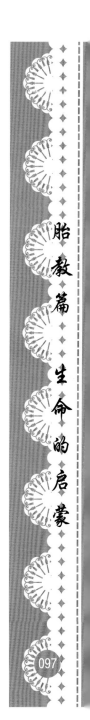

胎教篇 生命的启蒙

语言胎教的题材

1 生活内容

可以告诉胎儿一天的生活。从早晨醒来到晚上睡觉，你或家人做了什么、遇到什么事、有什么想法等，都可以用你的语言讲给胎儿听。这是母子共同体验生活节奏的一个方法。比如：

早晨起来，先对胎儿说一声"早上好！"告诉他（她）早晨已经到来了。打开窗帘，啊，太阳升起来了，阳

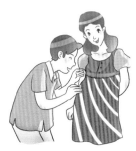

光洒满大地，这时你可以告诉宝宝："今天是一个晴朗的好天气。"

气候也是不错的话题，如阴天、下雨、下雪等，外界气温的冷热、风力的大小、湿度的高低等都可以作为胎教的话题。

还可以介绍每天习以为常的行为，如洗脸、刷牙、爸爸为什么刮胡子，妈妈为什么化妆，肥皂为什么起泡沫，吹风机为什么能把头发吹干？即使一个小小的洗脸间也有着足够让你不间断地每天讲一点话题。然后是衣着、打扮。

总之，要把生活中的一切都对胎儿叙述，这是胎教中最重要与最基本的。对一天的生活通过和胎儿一起感受、思考和行动，使母子之间的纽带更牢固，并培养胎儿对母亲的信赖感及对外界感受力和思考力的基础。

2 文学语言

不要忽视文学语言对胎教的作用。文学和音乐一样，容易对人的情绪产生影响，将优雅的文学作品以柔和的语言传达给胎儿，是培养孩子的想象力、独创性以及进取精神最好的教材。让胎儿与母亲一起感受文学的趣味，培养艺术的情感，增进大脑的发育。

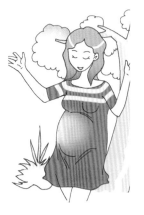

阅读文学作品需要选择，许多文学名著思想性、艺术性都好，但对准妈妈不一定适宜。悲欢离合、缠绵悱恻的小说引人入胜，但容易引起情绪波动、增加心理负担。至于含有暴力、色情的小说，更应该回避。

最好读一些童话、寓言、幼儿画册，并将其所展示的幻想世界，和你富于想象力的大脑放大并传递给胎儿，从而促使胎儿心灵健康成长。读一些古代散文、古诗词，在高尚纯洁的文学中，感受文学的趣味，达到怡情养性的目的。

怀孕胎教育儿全书

准妈妈阅读并与胎儿交流时，一定要倾注情感，喜怒哀乐都将通过富有感情的声调传递给胎儿。而且，不只是朗读文字，还要通过你感受使它形象化，以便更具体地传递给胎儿。胎儿对你的语言，不只用耳而且也用脑来接受的。

音乐胎教有哪些方法和常见误区？

胎宝宝4个月后就有听力，6个月后听力和成人接近。音乐胎教可以从孕16周起，在胎宝宝觉醒时进行。每天做1~2次，每次5~20分钟。随孕周的递增可适当延长时间，但不要超过30分钟。

音乐胎教有哪些方法？

1 唱胎听法

每天可以低声哼唱自己喜爱的歌曲或戏曲以感染胎儿。哼唱儿歌也很好。

唱时心情舒畅，富于感情，如同面对亲爱的宝宝，倾诉一腔柔爱。哼唱时要凝思于腹内的胎儿，其目的是唱给胎儿听，让胎儿得到美乐的享受。这是最简便易行的音乐胎教方式，适于每个准妈妈采用。

2 唱母教胎唱法

胎儿可以听但不能唱，准妈妈要充分发挥自己的想象，让腹中的宝宝跟着你的音乐和谐地"唱"起来。

当准妈妈选好了一支曲子后，自己唱一句，随即凝思胎儿在自己的腹内学唱。可先将乐谱反复轻唱几次，然后让胎儿跟着"学唱"。本方法利用了母胎间的"感通"途径，应该有比较好的效果。

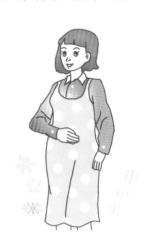

3 音乐熏陶法

音乐能让情绪和情感都变得愉快、宁静和轻松。每天可定时欣赏一些名曲和轻音乐，欣赏音乐时，要沉浸到乐曲的意境中去，如痴如醉，遐思悠悠，以获得心理上、精神上的最大享受和满足，当然就可以收到很好的胎教效果。

4 音乐灌输法

这种音乐胎教的方法是英国心理学家奥尔基发明的。可将耳机或微型录音机的扬声器置于准妈妈腹部，并且不断地移动，将优美动听的乐曲源源不断地灌输给母腹中的胎儿。每天重复2~3次，每次20分钟左右，一次播放2~3支乐曲。注意音量不宜过大，时间不宜过长，以免胎儿听得过分疲劳。

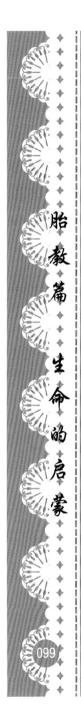

5 朗诵抒情法

在音乐伴奏与歌曲伴唱的同时，朗读诗词以抒发感情，也是一种很好的音乐胎教形式。器乐、歌曲与朗读三者前后呼应，优美流畅，娓娓动听，达到有条不紊地和谐统一，具有很好的抒发感情作用，能给母子带来美的享受。

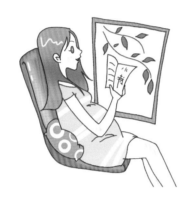

🎵 音乐胎教有哪些误区？

1 胎教音乐就是世界名曲

世界名曲，并非都适合作为胎教音乐的。例如柴可夫斯基交响名曲《悲怆》，虽说表现与自然和命运的抗争，听后能并从中感悟生活，但会产生压抑感和情绪波动。胎教音乐还是应该尽量选择些古典、舒缓、欢快、明朗的乐曲。

2 音乐放在肚子上听

声音太大会影响甚至伤害宝宝的听力。给胎儿听音乐应当使用专用的胎教传声器，音乐频率范围在500~1500赫兹。或者不用传声器，距离近点就行。

3 分早晚想起来就听

胎儿和成年人一样有自己的作息规律，如果希望自己在欣赏音乐的同时，也能让肚里的宝宝有所收获，那么建议先掌握宝宝的作息规律，即什么时候胎儿在睡觉，什么时候醒着而且很活跃。尽量要选择胎儿清醒并很活跃的时候，每天最好养成习惯，也让胎儿形成条件反射，喜欢上"妈妈的音乐时间"。

4 给胎儿听音乐的时间过长

一般给胎儿听音乐，每次在半个小时之内为宜。音乐胎教要让胎儿反复聆听，才能造成适当的刺激。等到胎儿出生之后听到这些音乐，就会有熟悉的感觉，能够令初生的婴儿产生在母体内的安全感，对于安抚婴儿情绪有相当好的功效。

5 听节奏较快音量较大的乐曲

太快的节奏会使胎儿紧张，太大的音量会令胎儿不舒服。因此，节奏太强烈、音量太大的摇滚乐就不适合作为胎教音乐。音乐的音量放得较大，这会引起胎儿的躁动不安，长期下去，胎儿体力消耗太大，可能出生时体重过低，有时还出现不良神经系统反应。

6 随意购买胎教传声器

市面上关于胎教的产品很多，应购买经过卫生部鉴定、能保护胎儿耳膜的传声器。胎教传声器放在准妈妈的腹壁胎儿头部相应的部位，音量的大小可根据成人隔着手掌听到的传声器中的音响强度，就相当于胎儿在腹内听到的音响强度。

运动胎教

有条理地进行胎教运动，可以使准妈妈在怀孕期间获得最大的舒适，并在这期间使身体处于最佳状态。根据妊娠阶段的不同，妈妈所做的运动和方法也应该有所不同。

孕早期运动方法

一般在怀孕早期，妊娠反应比较严重，但是准妈妈可以进行适当的运动，这不仅可以使准妈妈转换心情，而且对小小的胎儿的发育也是非常有益的。

◆到处走走：到处走走也可以说就是散步，散步是怀孕运动锻炼形式中最好的一种。它不受条件限制，可以自由进行。

◆踝关节运动：准妈妈坐在椅子上，一条腿放在另一条腿上面，下面一条腿的足踏平地面，上面一腿缓缓活动踝关节数次，然后将足背向下伸直，使膝关节、踝关节和足背连成一条直线。两条腿交替练习上述动作。

◆足尖运动：准妈妈坐在椅子上，两足踏平地面，足尖尽力上翘，翘起后再放下，反复多次，注意足尖上翘时，脚掌不要离地。

孕中期运动方法

散步是整个怀孕过程中最好的一种运动方式，它可以贯穿运动胎教的始终。

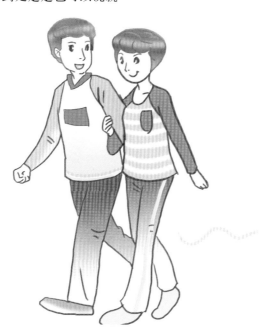

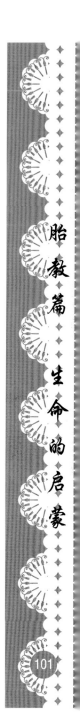

但是到了孕中期以后，除此之外还可做些其他的运动。

1．练习盘腿坐：早晨起床和临睡时盘腿坐在地板上，两手轻放两腿上，然后两手用力把膝盖向下推压，持续一呼一吸时间，即把手放开。如此一压一放，反复练习2～3分钟。

2．骨盆扭转运动：仰卧，左腿伸直，右腿向上屈膝，足后跟贴近臀部，然后，右膝缓缓倒向左腿，使腰扭转。接着，右膝再向外侧缓缓倒下，使右侧大腿贴近床面。如此左右交替练习，每晚临睡时各练习3～5分钟。

3．振动骨盆运动：仰卧、屈膝，腰背缓缓向上呈反弓状，复原后静10秒再重复；然后，两手掌和膝部着地，头向下垂，背呈弓状，然后边抬头、边伸背，使头背在同一水平上，接着仰头，使腰背呈反弓状，最后头向下垂，反复。

4．腹式呼吸练习：腹式呼吸应从卧位开始，分四步进行：第一步用口吸气，同时使腹部鼓起；第二步再用口呼气，同时收缩腹部；第三步用口呼吸熟练后，再用鼻吸气和呼气，使腹部鼓起和收缩；第四步在与呼吸节拍一致的音乐伴奏下做腹式呼吸练习。

孕晚期运动方法

怀孕晚期是整个怀孕期最疲劳的时期，因此准妈妈应以休息为主。此期的运动锻炼应视准妈妈的自身条件而定。除坚持散步外可以进行以下几种方式的运动，每次以15～20分钟为宜，每周至少3次。

1．四肢运动：站立，双手向两侧平伸，肢体与肩平，用整个上肢前后摇晃画圈，大小幅度交替进行；站立，用一条腿支撑全身，另一条腿尽量抬高（注意手最好能扶物支撑，以免跌倒），然后可反复几次。

2．伸展运动：站立后，缓慢地蹲下，动作不宜过快，蹲的幅度尽你力所能及；双腿盘坐，上肢交替上下落。

3．腹肌活动：进行半仰卧起坐。准妈妈平卧，屈膝，身体缓慢抬起从平卧位到半坐，然后再回复到平卧。这节运动最好视本人的体力而定。

4．骨盆运动：准妈妈平卧在床，屈膝，抬起臀部，尽量抬高一些，然后徐徐下落。

5．增强骨盆底肌肉练习：收缩肛门、阴道，再放松。

不宜运动的情况

适当的运动有益于准妈妈和胎儿的健康，但准妈妈在运动前一定要听取医生的意见，要清楚孕期的哪个阶段可以运动，哪些时候根本不能运动，以及适合准妈妈的运动方式。准妈妈适合做何种运动、运动量的大小，也都要根据个人的身体状况而定，不能一概而论。

怀孕胎教育儿全书

抚触胎教

正常情况下，怀孕2个月开始，胎宝宝就在母体内活动了，这时的活动幅度很小。随着妊娠月份的增加，活动幅度会越来越大，从吞吐羊水、眯眼、啜手指、握拳，直到伸展四肢、转身、翻筋斗等。一般过了孕早期，抚摸胎教就可以开始实施，下面介绍几种抚摸胎教的方法。

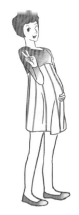

1 来回抚摸法

实施月份：怀孕3个月以后，可以进行一些来回抚摸的练习。

具体做法：准妈妈在腹部完全松弛的情况下，用手从上至下、从左至右，来回抚摸。

要领：抚摸时动作宜轻，时间不宜过长。

2 触压拍打法

实施月份：怀孕4个月以后，在抚摸的基础上可以进行轻轻地触压拍打练习。

具体做法：准妈妈平卧，放松腹部，先用手在腹部从上至下、从左至右来回抚摸，并用手指轻轻按下再抬起，然后轻轻地做一些按压和拍打的动作，给胎宝宝以触觉的刺激。刚开始时，胎宝宝不会做出反应，准妈妈不要灰心，一定要坚持长久地有规律地去做。一般需要几个星期的时间，胎宝宝会有所反应，如身体轻轻蠕动、手脚转动等。

要领：开始时每次5分钟，等胎宝宝做出反应后，每次5～10分钟。在按压拍打胎宝宝时，动作一定要轻柔，准妈妈还应随时注意胎宝宝的反应，如果感觉到胎宝宝用力挣扎或蹬腿，表明他不喜欢，应立即停止。

3 推动散步法

实施月份：怀孕6至7个月以后，当准妈妈可以在腹部明显地触摸到胎宝宝的头、背和肢体时，就可以增加推动散步的练习。

具体做法：准妈妈平躺在床上，全身放松，轻轻地来回抚摸、按压、拍打腹部，同时也可用手轻轻地推动胎宝宝，让胎宝宝在宫内"散散步、做做操"。

要领：此种练习应在医生的指导下进行，以避免因用力不当或过度而造成腹部疼痛、子宫收缩，甚至引发早产。每次5～10分钟，动作要轻柔自然，用力均匀适当，切忌粗暴。如果胎宝宝用力来回扭动身体，准妈妈应立即停止推动，可用手轻轻抚摸腹部，胎宝宝就会慢慢地平静下来。

4 亲子游戏法

实施月份：怀孕5个月以后，

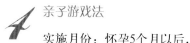

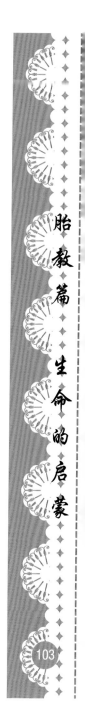

有胎动了，就可以进行亲子游戏。

具体做法：每次游戏时，准妈妈先用手在腹部从上至下、从左至右轻轻地有节奏地抚摸和拍打，当胎宝宝用小手或小脚给予还击时，准妈妈可在被踢或被推的部位轻轻地拍两下，一会儿胎宝宝就会在里面再次还击，这时准妈妈应改变一下拍的位置，改拍的位置距离原拍打的位置不要太远，胎宝宝就会很快向改变的位置再做还击。这样反复几次，别有一番情趣在其中。

要领：这种亲子游戏最好在每晚临睡前进行，此时胎宝宝的活动最多，时间不宜过长，一般每次10分钟即可，以免引起胎宝宝过于兴奋，导致准妈妈久久都不能安然入睡。

触摸胎教的注意事项

◆怀孕晚期，临近产期不宜进行触摸动作。如果准妈妈在怀孕中后期经常有一阵阵腹壁变硬，可能是不规则子宫收缩，就不能用抚摸胎教，以免引起早产。

◆准妈妈有不良产史，如流产、早产、产前出血等情况，则不宜使用抚摸胎教。

◆抚摸胎儿时，动作要轻柔，不宜过度用力，一般可用双手手指配合轻柔安抚。

◆抚摸从胎儿头部开始，然后沿背部到臀部至肢体，轻柔有序。每晚临睡前进行，抚摸可与数胎动及语言胎教进行结合，这样既落实了围产期的保健，又使父母及胎儿的生活妙趣横生。

◆每次抚摸以5～10分钟为宜。

◆准妈妈本人或者丈夫用手在准妈妈的腹壁轻轻地抚摸胎儿，引起胎儿触觉上的刺激，以促进胎儿感觉神经及大脑的发育。

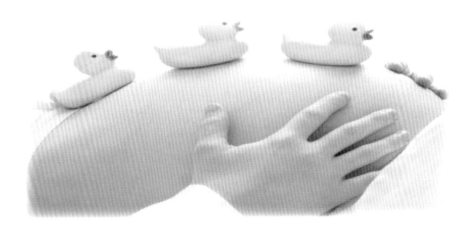

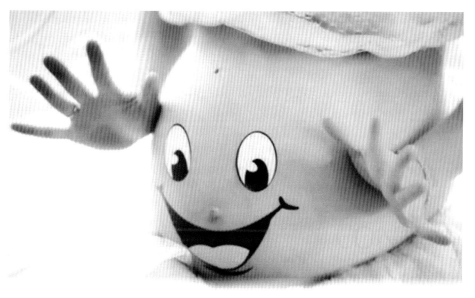

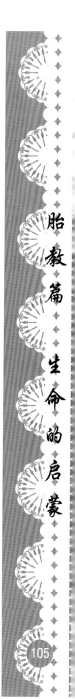

意念胎教

可以说，从怀孕开始一直到孩子分娩都适合进行意念胎教。尤其在怀孕初期，早孕反应给准妈妈带来不舒服的感觉，很容易影响准妈妈的情绪，意念胎教能帮助准妈妈的心情平和，可使胎儿向理想的方面发展。

1 循序渐进

施行意念胎教必须循序渐进，由浅入深，由具体到抽象，从感性到理性。要培养胎儿思维的能力、独立的个性和顽强的性格，也要循序渐进，一遍又一遍不厌其烦地向胎儿"传达"相关的意念。不要怕麻烦，不断累积就会有效果。

2 持之以恒

意念胎教对于有些准妈妈并非易事。如果练过气功或者瑜伽，就容易较快进入意念境界，并正确施行意念，发出的意识波强度也大，胎教效果好。刚开始时，准妈妈往往会精力消耗明显，感到疲劳，而且效果又比较慢，这时就需要坚定信心，去克服暂时的困难。

3 充满爱心

爱是自然界普遍存在的现象，是一种高级情感活动，也是人的本能。爱在意念胎教中，起着极其重要的作用，是加速开发胎儿智力的催化剂。时时对胎儿表示自己的爱，胎儿在爱的环境中，才有安全感，才放心，也才开心活跃。

4 夫妻感情和谐，意识健康

健康的意识，积极的进取精

神，夫妻感情交融，培养、熏陶着胎儿潜在的意识。如果胎儿的父母亲常常想一些不健康的事情（私利、极端个人主义等），被潜在意识已经开发的胎儿不知不觉中探知、接纳，将打上不可磨灭的烙印，贻害无穷。我们感到：夫妻闹别扭，胎儿也不愉快，不像往常那样活跃、淘气可爱。

5 顺其自然

意念走神是一种常见现象，这时切忌急躁紧张，不要强迫自己集中注意力。一发觉自己走神，要顺其自然，不慌不忙，有意无意地将意念收回来。顺便对胎儿说："对不起，妈妈开小差了，小宝宝不要学妈妈，要学会集中注意力。"这也很自然、很好。

美学胎教

我们生活的这个世界到处充满了美，美感即是对美的感受与体会。

强调准妈妈注重美感熏染，这是"胎教"的重要内容。从丰富准妈妈的精神生活来讲，主要说的是欣赏美、追求美，提高美学修养，获得审美享受，从而熏染腹内的胎儿。

美所包含的内容很广，从美学胎教的角度，它主要包括：自然美、艺术美和准妈妈自身的形象美三大部分。

大自然的美学胎教

大自然的美育胎教包括欣赏大自然和走进大自然。

首先，在我们生存的这片土地上，不管是神奇辽阔的草原、挺拔峻峭的高山、幽静神秘的峡谷、惊涛拍岸的河海，无不开阔着我们的胸襟，启迪着我们的思考，给我们带来美的享受和精神的升华。准妈妈在大自然中感受到这一切，将提炼过的感受传递给胎儿，就使得胎儿也能受到大自然的陶冶。大自然的色彩和风貌对促进胎儿大脑细胞和神经的发育也是十分重要的。

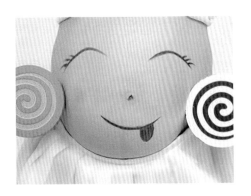

同时，母亲经常走进大自然，呼吸新鲜空气，也有利于胎儿的大脑发育。曾有人在动物身上做过这样的实验，把怀孕的老鼠和兔子分别放在空气不畅的箱子里，结果，这两种受试动物所生的幼崽出现无脑畸形的比例非常高，这说明大脑发育需要充足的氧气，而大自然是最好的供氧场所。

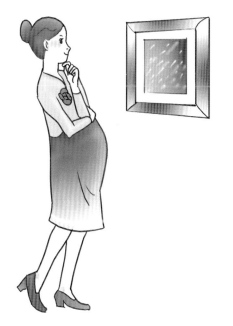

准妈妈可在工作之余，尽可能地多到风景优美的公园及郊外领略大自然的美，把内心的感受描述给腹内的胎儿，如蓝天白云、翩翩起舞的蝴蝶、歌声悦耳的小鸟，以及沁人肺腑的花香等。宝宝都可以通过与妈妈的"心灵感应"体会这种美的感受。

艺术美学胎教

艺术美不言而喻，艺术美学胎教方法很明确，就是多接受艺术美的熏陶，

多欣赏一些具有美学感召力的艺术作品，如绘画、书法、雕塑，以及戏剧、舞蹈、影视文艺等作品，从而使准妈妈心境和情绪达到最佳状态。审美体验等信息，通过神经系统及神经递质传递给腹中的胎儿，使其同母体一起深受

艺术的感染和熏陶。美妙的艺术欣赏体验，可以给胎儿创造一个和谐的环境，使躁动不安的胎儿安静下来，使胎儿意识到世界是多么的和谐，多么的美好。

准妈妈爱美也是很好的胎教

美容和穿衣的确是一种胎教。美丽是每一位女性所追求的，娇好的容颜、一身时尚得体的穿戴，会给女性带来更多欢乐和自信。

这种胎教方法的特殊之处是，每位准妈妈都会有自己的见解和品位。我们能说的就是，在怀孕期间，准妈妈应该比平时更加精心地打扮自己。这一方面是自娱的一种方式，对自己容颜、服装的关心会使你忘掉妊娠中不快的反应；另一方面化妆会使你显得气色很好，自己看了心里会舒服，别人看了会对你称赞和羡慕，你心里也会很高兴。

由此可见，美容、打扮会使你保持自信、乐观、心情舒畅，无论对自己还是对胎儿都是很有意义的。自我感觉良好的审美感受，可以使胎儿在母体内受到美的感染而获得初步的审美能力。

另外，在美与不美这个话题上，准妈妈本人的气质很关键，首先准妈妈要有良好的道德修养和高雅的情趣，常识广博，举止文雅，具有内在的美。其次是颜色明快、合适得体的准妈妈装束，一头干净利索的头发，再加上面部恰到好处的淡妆，便显得精神焕发。化妆的

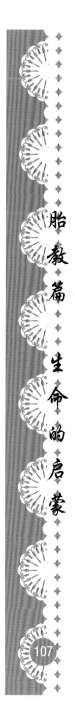

胎教篇 生命的启蒙

107

时候一定要注意，不要浓妆艳抹，那样对准妈妈和胎儿都是不利的。

有些准妈妈为失去美妙的身条而痛苦，其实大可不必这样。怀孕几乎是每一位女性都要经历的，况且大多数女性分娩后不久就会像以前一样体态轻盈、姿容美丽，而且还会增添几分女性的成熟美。

仪容美的关键在于整洁，准妈妈只要注意卫生，保持整齐，形象一定会大为改观的。尽管怀孕使以前的体态美消失了，但同时又产生了另一种美。

光照胎教

胎儿的视觉较其他感觉功能发育缓慢。孕27周以后胎儿的大脑才能感知外界的视觉刺激；孕30周以前，胎儿还不能凝视光源，直到孕36周，胎儿对光照刺激才能产生应答反应。用B超检查仪可以观察到，用手电筒的微光作为光源，一闪一灭地照射准妈妈的腹部，胎儿的心率就会出现变化。

光照胎教怎么做？

光照胎教，一般从孕24周开始。有些胎教研究人员建议选择冷光源。最方便的光源是手电筒。光的强度要适合，开始时宜采用弱光。建议在胎儿觉醒时做。

注意，切忌强光照射，同时照射时间也不能过长。

每天固定在某一时段，在胎儿有胎动即觉醒时，用手弱光电筒作为光源，照射准妈妈腹壁胎头方位。每次5分钟以内，结束前可以连续关闭、开启手电筒数次，以利胎儿的视觉健康发育。

胎教实施中，准妈妈应注意把自身的感受详细地记录下来，如胎动的变化是增加还是减少，是大动还是小动，是肢体动还是躯体动。通过一段时间的训练和记录，准妈妈可以总结一下胎儿对刺激是否建立起特定的反应或规律。根据胎儿反应规律，准妈妈可以改变光照方式，来尝试交流互动。

一般来讲，每次对准妈妈腹部照射3次，照射的同时，准妈妈和宝宝进行对话，告诉宝宝现在是什么时间，等等。这样，可促进胎儿视觉功能发育，对日

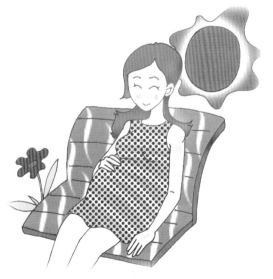

后视觉敏锐、专注和阅读都会产生良好的影响。

对光照胎教的解读

光照胎教法是通过对胎儿进行刺激，训练胎儿视觉功能，帮助胎儿形成昼夜周期节律的胎教法。切记，不要在胎儿睡眠时施行胎教，这样会影响胎儿正常的生理周期，必须在有胎动的时候进行胎教。

需要说明的是，光照胎教和音乐胎教、运动胎教一样，即是胎教，也是准妈妈自身磨炼性情、提高修养的过程。准爸爸可以和准妈妈一起进行光照胎教，要坚持下去、有规律地去做，才能使胎儿领会其中的含义，并积极地做出回应。

其他胎教方式

提到胎教，种类、方式非常多。但仔细分析一下，不外乎以上十种基本方法，下面就各种胎教方式做出分析归类。

日记胎教

日记胎教是准妈妈将家里发生的事情、自己的工作经历、对胎宝宝的期望等，通过写日记的形式，讲述给胎宝宝的胎教方法。日记胎教可以记载平淡的日常生活、孕期检查等情况，既可以疏导准妈妈的心情，缓解紧张情绪，又可以成为记录宝宝成长的纪念册。

日记胎教是一种很好的情绪胎教的方法，也凝聚了爱的意念。

氧气胎教

氧气胎教就是准妈妈通过适当的散步和森林浴使自己吸入充足的氧气，以便促进宝宝脑部的发育，调节准妈妈忧郁的心情。显然，氧气胎教其实属于环境胎教。

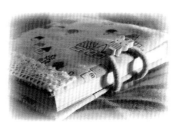

童话胎教

为胎宝宝阅读童话书的胎教就是童话胎教，要求准爸爸或准妈妈保持温和的口吻和富于感情色彩的朗读语气。在进行童话胎教时，准

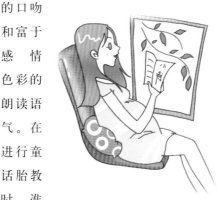

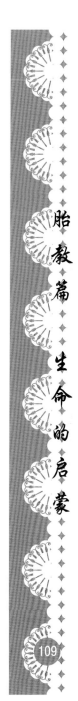

妈妈可以展开丰富的形象，让自己沉醉在童话的神奇王国里。

童话胎教其实就是语言胎教。

☙ 阅读胎教

阅读胎教是指阅读对胎宝宝生长发育和孕期保健有作用的书籍，对胎宝宝进行胎教的方法。在阅读的过程中，准爸爸也可以很好地参与进来，为准妈妈和胎宝宝阅读图书，从而增强胎教全家总动员的效果，加深亲子关系和夫妻关系。

阅读胎教是一个综合运用情绪胎教、意念胎教、语言胎教的过程。

☙ 视觉胎教

视觉胎教是指准妈妈通过欣赏视觉艺术使胎宝宝受到良好的艺术熏陶。准妈妈可以通过名画鉴赏过程，为胎宝宝讲解绘画知识，也可以到博物馆或画展欣赏书法、绘画、陶艺等。视觉胎教还可以通过准妈妈的审美感受缓解紧张情绪。

从视觉艺术欣赏的角度进行的视觉胎教，显然属于美学胎教。

☙ 瑜伽胎教

瑜伽源于古印度，现已受到全社会的广泛欢迎。瑜伽胎教是根据准妈妈的身体调节而采取的、节奏舒缓、动作轻柔的瑜伽运动。瑜伽胎教讲究人与自然的和谐、共鸣，从而使准妈妈情绪平稳、内心充实。瑜伽胎教也可以在很大程度上缓解孕期肌肉和情绪紧张，为分娩做充足的准备。

瑜伽胎教是运动胎教的一种。

☙ 清静胎教

清静胎教是通过呼吸、冥想等方法，调整准妈妈状态和心情的胎教方法。充满期待的想象，对加深准妈妈和胎宝宝的感情很有帮助。

清静胎教虽借用了气功、瑜伽冥想等方法，与运动和意念相关，但主要是为了调整心情状态，所以可归入情绪胎教。

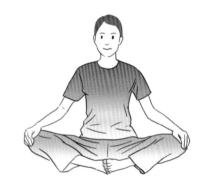

☙ BabyPlus胎教

"BabyPlus"是由美国BabyPlus公司发明出一种胎教工具。

"BabyPlus"由16种经科学设计的不同节奏的声音组成，这些音节模仿准妈妈的心跳声并随着孕期的增加，节拍逐渐加快，胎儿可非常清晰地听到这些

怀孕胎教育儿全书

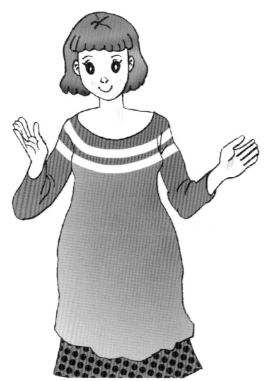

有节奏感的声音，同时，将听到的来自"BabyP1us"的声音与来自妈妈声音加以区别。

"BabyP1us"发出的声音尽管对成年人来说是单调乏味的，但它的节拍随着孕期不同而微妙的变化，却对胎儿的大脑发育非常有利。

显然，借助。babyp1us进行的胎教，是给予胎儿听觉信息。由于信息内容是各种节奏感的声音，所以可理解为一种特殊的音乐胎教。

准妈妈怎样提高胎教效果?

胎儿的接受能力取决于母亲的用心程度，胎教的最大障碍是母亲心情杂乱、不安。这里介绍一种呼吸法，在胎教训练开始之前进行，对稳定情绪和集中注意力是行之有效的。

进行呼吸法时，场所可以任意选择，可以在床上，也可以在沙发上，坐在地板上，这时要尽量使腰背舒展，全身放松，微闭双目，手可以放在身体两侧，也可以放在腹部。衣服尽可能穿宽松点。

准备好以后，用鼻子慢慢地吸气，以5秒钟为标准，在心里一边数1、2、3、4、5……一边吸气。肺活量大的人可以6秒，感到困难时可以4秒。

吸气时，要让自己感到气体被储存

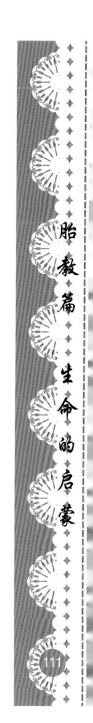

在腹中，然后慢慢地将气呼出来，用嘴或鼻子都可以。总之，要缓慢、平静地呼出来。

呼气的时间是吸气时间的两倍。也就是说，如果吸时是5秒的话，呼时就是10秒。就这样，反复呼吸1～3分钟，你就会感到心情平静，头脑清醒。实施呼吸法的时候，尽量不去想其他事情，要把注意力集中在吸气和呼气上。一旦习惯了，注意力就会自然集中了。

准妈妈在每天早上起床时，中午休息前，晚上临睡时，各进行一次这样的呼吸法，这样，妊娠期间动辄焦躁的精神状态可以得到改善。

掌握呼吸法有利于胎教前集中注意力，能进一步提高胎教效果。

快乐是最好的胎教

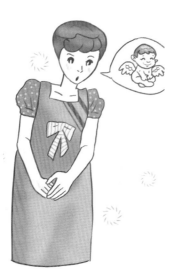

准妈妈的精神情绪，不仅影响到本人的身心健康，还对胎儿的发育产生影响。所以，

快乐和微笑是你给予宝宝最好的胎教。

妈妈的快乐会传染宝宝

从受孕的那一时刻起，那个即将长成人儿的受精卵就接受母亲的生理和心理变化的影响。良好的心态，融洽的感情，是幸福美满家庭的一个重要条件，也是达到优孕、优生的重要因素。

妈妈快乐，会传递给胎儿，让宝宝也快乐，有利于生理、心理各方面健康发育。

◆在妊娠期间要多听悦耳轻快的音乐，多欣赏美术作品，多看美丽的景色，多读有利于身心健康的书刊，保持心情愉快，情绪稳定。

◆加强道德修养，多行善事，心胸宽广，不讲恶语，学会控制愤怒情绪。

◆家庭成员，特别是丈夫，更应注意自己的言行，给妻子以更多的体贴和关怀，做好饮食调理，加强孕期营养，以满足胎儿生长发育的需要；还要承担起全部家务，激发妻子的爱子之情，引导她爱护胎儿、关心胎儿、期盼胎儿的情感。

◆如果你以前是爱较真的，对生活中的一些看不惯的小事儿容易动气，现在大可以睁一只眼、闭一只眼，让自己保持平和的心态。

妈妈的笑声能启迪胎儿智力

平时，胎儿在子宫内只能听到低沉

而单调的心跳声和沙沙的血液流动声。

准妈妈爽朗的笑声，愉快的谈话声或歌唱声，会引起胎儿的特别注意和精神兴奋。久而久之，胎儿不仅记住了母亲的声音，而且对胎儿的智力发育与心理健康发展有良好的启迪作用。由此，对一些不具有开朗性格的准妈妈，要加强心理调整。让她们正确对待怀孕过程中出现的生理变化，经常听一些意境美妙的轻音乐，以愉悦快乐身心。

10月胎教比10年教育更重要吗？

10个月的胎教比10年的教育更加重要吗？其实这两者是无法比较的，但可以这样理解：地下的10米地基比地上的10层楼重要。

科学理论不断证实着胎教的效果。以前，人们只是认为"进行胎教能生出聪明的孩子"这一点已经被证实。

最近还有一些研究成果显示了胎教和孩子出生后的健康水平之间存在着直接的关系，即证实了"科学胎教有利于孩子的健康"。另外，如果准妈妈在怀孕期间承受过巨大的精神压力常常会给孩子带来一定的精神问题，也得到了科学论证。

因此，要想生出身心健康的孩子，就一定要进行好好胎教。

10月胎教比10年教育更重要的理论依据

比起出生后进行10年的教育，10个月的胎教往往更加重要。也就是说，比起孩子出生之后接受的智力开发，英才培养等系统教育，腹中10个月胎教所收到的效果更加重要。

如今，很多父母都相信有效的胎教可以生出聪明又健康的孩子，并把此当作进行胎教的核心理由。各种研究成果都说明了这样的事实是有理论根据的。

一直以来，人们都认为"人类智力有80%受到遗传因素的影响"。但最近美国的一个研究小组，通过长期的观察和实验得出了"人类智力只有48%受遗传因素影响，剩余52%与胎内环境有关"的论断。

此外，英国著名生物医学博士诺塔尼茨也指出肥胖症、糖尿病、癌症和心脏病等各种疾病，与胎内环境有关。由

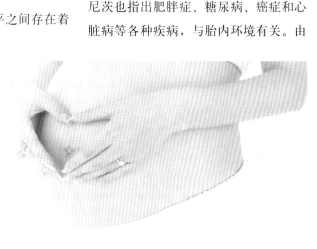

胎教篇 生命的启蒙

113

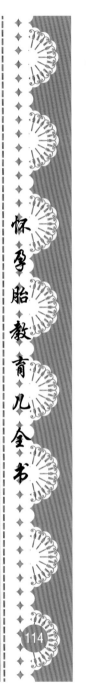

此我们可以得出结论，没任何东西可以取代胎儿时期对人一生的健康所起到的重大的、决定性影响。

错过胎教的时机将成为毕生的遗憾

我们应当清楚地意识到，一旦错过胎教的好机会就再没有挽回的可能了，毕竟孩子出生以后就不会再回去。

从制订怀孕计划时就做出科学的胎教计划，是理想的情况。其实，只要对宝宝充满爱心，从现在就开始胎教，同样能获得真切的、明显的效果。

准妈妈的生活习惯对胎儿的影响

胎儿会继承妈妈的生活习惯

国外有关专家曾做过一个试验，他把参加试验的准妈妈分成晚睡和早起两组，然后对这两组准妈妈进行跟踪调查，结果发现，晚睡组准妈妈所生的宝宝同他（她）们的准妈妈一样都喜欢晚睡，而早起组准妈妈所生的宝宝也同他（她）们的妈妈一样具有早起的习惯。这个试验表明，新生儿的睡眠习惯是受到准妈妈的睡眠习惯影响的。这种现象如果用生理方面的知识解释的话，是

否可以得出这样一个结论：胎儿在母体中发育成长的几个月内，可能和准妈妈在某些方面有着共同的节律，从而使准妈妈的习惯直接影响到胎儿的习惯。

会继承妈妈的饮食偏好

美国科学家们在实验中发现，胎宝宝能通过子宫"品尝"到食物的味道。准妈妈偏爱某种食物，那么胎儿可能通过子宫"品尝"到该食物的味道，这种首次的味觉体验会对孩子将来的饮食喜好产生直接的影响。

不仅如此，科学家们还发现，胎宝宝除了能"品尝"到食物的味道外，还有超强的记忆力。为此，科学家们做了一个有趣的实验，他们让一些准妈妈在妊娠的最后3个月，定时服用胡萝卜汁；另外一些准妈妈分娩后服用。

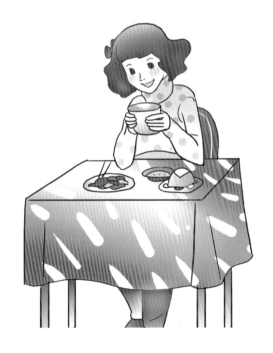

结果发现：那些在出生前就"接触"过胡萝卜汁的宝宝，不仅能顺利接受这种食物，并且表现出喜欢的倾向；但对于那些出生前没有"接触"过胡萝卜汁的婴儿来说，显然他们对这种食物不太喜欢。

从实验当中科学家们推出这样一个结论：宝宝熟悉母亲曾吃过的食物味道，宝宝由此获得了这样的信息什么食物是安全的，什么食物是可食用的。

看来，这是一个非常奇妙的体系。婴儿在出生前首先在羊水中"认识"这种味道，然后在母乳中得到，最后在餐桌前首次食用。在羊水或母乳中对食物味道的体验，可能有助于孩子断奶后对这种食品的接受程度。

科学家们的发现，对偏食的孩子有了新的解释，当然，也不可忽视遗传在其中所起到的作用。这个发现同时也带给我们新的启示：最为本质的胎教，不是语言，不是音乐，或许就是准妈妈日常生活的习惯，这种习惯对胎儿有着潜移默化的影响。

良好的生活习惯对胎儿的发展很重要，因此，准妈妈要以身作则，在生活中严格要求自己，提升品位，为将来的胎宝宝树立好的榜样。

胎教对胎儿性格的影响

人的性格不一，其个体差异早在胎儿时期就已表露出来：有的安详文静，有的活泼好动，有的"淘气"调皮。这既和先天神经类型有关，也和怀孕时胎儿所处的内外环境有关。

人的性格的形成有着先天和后天两种因素，就先天而言，与父母性格的遗传基因有关，同时也与出生前胎儿在子宫内所受的影响有关；后天因素则是在其出生后的社会实践过程中逐步形成的。然而，胎儿在子宫内，即"人之初"的心理体验为日后的性格形成打下基础的事实，还没被人们广泛重视。

妈妈的子宫是胎儿所接触的第一个环境，小生命在这个环境里的感受将直接影响到胎儿性格的形成和发展。如果妈妈怀孕期间充满和谐、温暖、慈爱的气氛，那么胎儿幼小的心灵将受到同化，意识到等待自己的那个世界是美好的，进而可逐步形成热爱生活、果断自信、活泼外向等优良性格的基础。

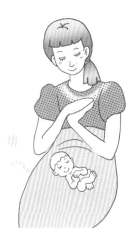

反之，倘若夫妻生活不和谐、不美满，经常吵架、打骂，甚至充满了敌意的怨恨，闹到要离婚的程度；或者妈妈不欢迎这个孩子，从心理上排

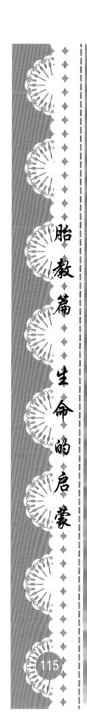

115

斥、厌恶，那么胎儿就会痛苦地体验到周围这种冷漠、仇视的氛围，随之形成孤寂、自卑、多疑、怯懦、内向等性格。显然，这对胎儿的未来会产生不利的影响。

此外，妈妈的极度疲劳，情绪的过分紧张，腹部的过重压力及外界的强烈、持久的噪声，均可使胎儿躁动不安。这种强烈的运动反应并不是好征兆，它不但会引起流产、早产，而且能对出生后的孩子的性格行为带来不良影响。

"江山易改，本性难移"，一旦不良性格形成，要想改变是很困难的。与其后天费力纠正，不如在娘胎里就给胎儿提供一个形成良好性格的环境氛围。

未来的父母应把握这一关键时期，为孩子一生幸福着想，从现在起，尽力为腹内的小生命创造一个充满温暖、慈爱、宽松、积极的生活环境，努力减少各种有害刺激，使胎儿拥有一个健康美好的精神世界，使其良好性格的形成有一个理想的开端。

准妈妈多动手动脑胎儿更聪明

在怀孕期间，很多准妈妈都容易犯懒，这是孕激素造成的自然反应——容易疲劳，什么也不想干，甚至多动一下脑子都觉得累。其实，准妈妈只要稍加

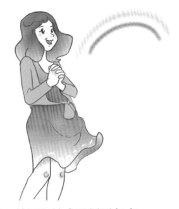

克服，就可以让自己活跃起来。

多动手多动脑，胎儿会更聪明

经验告诉人们，准妈妈的思想活动对胎儿大脑发育的影响至关重要。若准妈妈始终保持旺盛的求知欲，经常进行动脑筋的游戏活动，就可以使胎儿不断接受刺激，有利于胎儿大脑神经和细胞的发育。因此，准妈妈勤于动脑，宝宝就会更加聪明伶俐。

适合准妈妈的游戏

如果你的工作需要不停地动脑，这有意无意间会对胎儿形成很好的影响。但也有些准妈妈，早早就放下工作回家休息了，身上犯懒，脑子更懒。建议那些懒惰的准妈妈，要有意识地多动脑子，这不仅会让你神清气爽，也会让生活变得格外有趣。市面上有不少智力游戏的书，不妨选几本回来，闲暇时研究研究，让日子过得既充实又有趣，对宝宝的健康还有好处，何乐而不为呢？

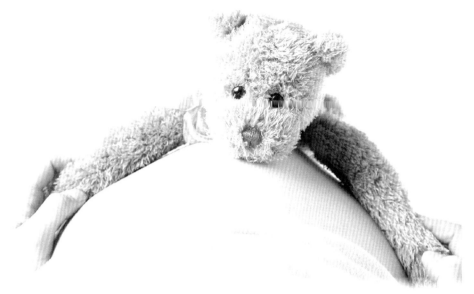

儿童玩具拿来Happy

另外，儿童玩具不只是孩子们的专利，你也可以拿来Happy一下，挑选些自己感兴趣的玩具——拼图、拼板、九连环、积木、跳棋等，只要是安全、不太刺激的玩具，你都可以搬回家，兴致勃勃地进行"胎教"。

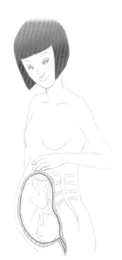

抚摩胎儿有什么好处？

轻柔的抚摩，是父母与胎儿最早的触觉交流。他们可以通过手感受孩子的胎动，宝宝也可以通过温柔的爱抚感受到父母的爱。胎教就是从爸爸妈妈的抚摩开始的。

在妊娠期间，准妈妈经常温柔地抚摩一下腹内的胎儿，这是一种简便有效的胎教运动，值得每一位准妈妈积极采用。具体而言，抚摩胎儿有以下益处。

促进胎儿的智力发育

抚摩的过程中可以锻炼胎儿皮肤的触觉，并通过触觉神经感受体外的刺激，从而促进了胎宝宝大脑细胞的发育，加快胎儿智力的发育。

激发胎儿的运动能力

抚摩还能激发胎宝宝活动的积极性，促进运动神经的发育。经常受到抚摩的胎儿，对外界环境的反应也比较机敏，出生后翻身、抓握、爬行、坐立、

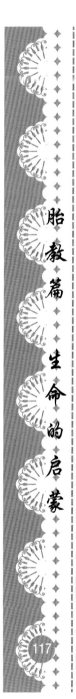

行走等大运动发育都能明显提前。

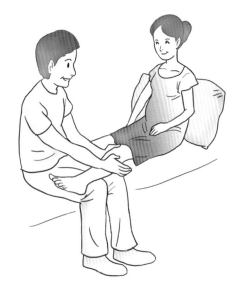

增进亲子关系

抚摩胎教的过程中，不仅让胎儿感受到父母的关爱，还能使准妈妈身心放松、精神愉快。通过对胎儿的抚摩，母子之间沟通了信息，交流了感情，从而激发了胎儿的运动积极性，可以促进出生后动作的发展。在动作发育的同时，也促进了大脑的发育，会使孩子更聪明。

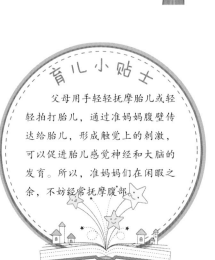

育儿小贴士

父母用手轻轻抚摩胎儿或轻轻拍打胎儿，通过准妈妈腹壁传达给胎儿，形成触觉上的刺激，可以促进胎儿感觉神经和大脑的发育。所以，准妈妈们在闲暇之余，不妨经常抚摩腹部。

准爸爸做好胎教的四大准则

以前的胎教都是对准妈妈有很多的要求，却忽视了父亲的作用。但是专家指出，从某种意义上说，诞生聪明健康的小宝宝在很大程度上取决于父亲。准爸爸们，学学帝企鹅，做个最出色的好爸爸！

准爸爸做好胎教四条准则。

1 当好"后勤部长"

怀孕的妻子一个人要负担两个人的营养及生活，非常劳累。如果营养不足或食欲不佳，不仅使妻子体力不支，而且严重地影响胎儿的智力发育。因为，宝宝的智力形成的物质基础，有2/3是在胚胎期形成的。所以丈夫要关心妻子孕期的营养问题，尽心尽力当好妻子和胎儿的"后勤部长"。

2 丰富生活情趣

早晨陪妻子一起到环境清新的公园、树林或田野中去散步，做做早操，嘱咐妻子白天晒晒太阳。这样，妻子也会感到丈夫温馨的体贴，心情舒畅惬意。

3 风趣幽默处事

妻子由于妊娠后体内激素分泌变化大，产生种种令人不适的妊娠反应，因而情绪不太稳定，因此，特别需要向丈夫倾诉。这时，丈夫唯有用风趣的语言及幽默的笑话宽慰及开导妻子，才是稳定妻子情绪的良方。

4 协助妻子胎教

丈夫对妻子的体贴与关心，爸爸对胎儿的抚摸与"交谈"，都是生动有效的情绪胎教。

总之，在胎教过程中，丈夫应倍加关爱妻子，让妻子多体会家庭的温暖，避免妻子产生愤怒、惊吓、恐惧、忧伤、焦虑等不良情绪，保持心情愉快，精力充沛。此外，丈夫应积极支持妻子为胎教而做的种种努力，主动参与胎教过程，陪同妻子一起和胎儿"玩耍"，对胎儿讲故事，描述每天工作和收获，让胎儿熟悉父亲低沉而有力的声音，从而产生信赖感。

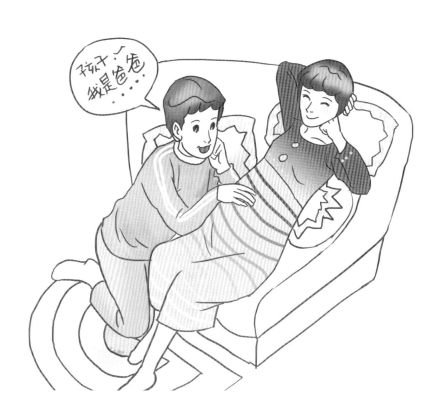

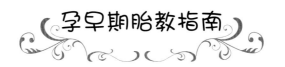

孕1月胎教

胎教要点

首先树立"宁静养胎即胎教"的观念，情绪稳定，可经常散步，听舒心乐曲，避免繁重劳动和不良环境，调节早孕反应。

胎教指南

营养胎教，饮食要规律。为了给胎宝宝提供更健康的孕育环境，准妈妈要调整饮食习惯，一定要吃早餐，三餐要做到定时定量，并且可以在上午、下午进行加餐，以保证充足的营养。多吃豆制品、蛋类、鱼、绿叶蔬菜、全麦制品，这些食物可充分补充叶酸。

情绪胎教，培养做妈妈的感觉。从准备受孕时期，准妈妈就要培养自己做妈妈的感觉，做好迎接胎宝宝的身心准备。买一张可爱宝宝的挂图，或者看一些母婴类杂志，这些都是不错的情绪胎教的内容。

运动胎教，调理体质。准妈妈此时应该通过运动调节自己的体质，为马上就要开始的10个月妊娠打基础。

工作累了，动动手腕、脚腕，转转脖子，伸伸腿，这些都是很好的运动。本月后两周只宜做舒缓的运动，多静养。如果以前曾经流产或者存在其他健康情况，那么你进行运动就要咨询医生，时时小心谨慎。

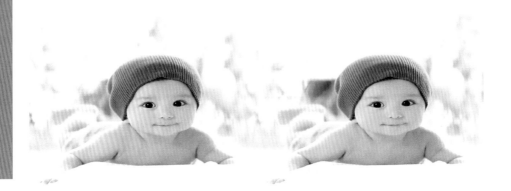

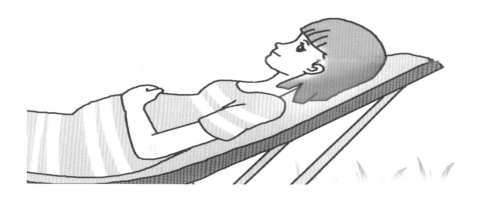

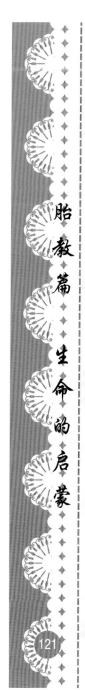
意念胎教

构想宝宝的样子

常常怀着美好的心愿，想象宝宝健康的形象，有助于将来生出一个漂亮的宝宝。作为胎教的一课，孕妈咪立即着手尝试吧。

画宝宝的样子

宝宝将会是什么样子呢？头发是直的还是卷的？是单眼皮还是双眼皮？鼻子是坚挺还是小巧？皮肤是白还是黑？身材会不会很高挑？这些直接的形象勾勒，有助于想象过程的真切动人。

想宝宝的时候，孕妈咪就把心里宝宝的样子画出来吧！准爸爸也可以配合，在准妈妈肚子上画出宝宝的样子。怀着美好的心愿，想象健康的形象，一定有助于将来生出一个漂亮的宝宝！

贴几张漂亮的宝宝图

能够拥有一个健健康康、漂漂亮亮的宝宝，是所有爸爸妈妈的心愿。为了更好地实现这个心愿，准妈妈可以在家贴几张自己喜爱的宝宝图，每天多看一看，借助这张宝宝图进行联想，想象自己胎宝宝的样子。

这种联想会使准妈妈的情绪达到最佳状态，从而促进体内有利于美容作用的激素增多，使胎宝宝面部器官的结构组合及皮肤的发育良好，从而塑造出自己理想的胎宝宝。

孕2月胎教

胎教要点

多散步、听音乐，做准妈妈体操，避免剧烈运动，不与狗猫接触，美化净化环境，排除噪声，情绪调节稳定，制怒节哀，无忧无虑，停止房事，以防流产。

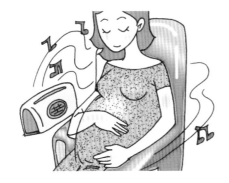

胎教指南

营养胎教，消食开胃。胃口不好，是准妈妈常会遇见的难题。害怕孕吐的准妈妈可以尝试一些凉拌菜，这些凉拌菜能减少对胃黏膜的刺激，如凉拌土豆丝、拍黄瓜、凉拌西瓜皮这些开胃的凉拌菜，并且利用柠檬汁、醋等帮助准妈妈改善胃口。

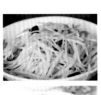

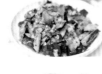

情绪胎教，保证胎宝宝健康成长。

悲伤或恐惧的情绪，会使血液中对胎宝宝神经系统、血管组织有害的化学物质有所增加。因此准妈妈要调整好自己的情绪，不要让坏情绪影响到胎宝宝的健康。

音乐胎教，促进胎宝宝大脑发育。进入孕期第2个月，胎宝宝的听觉器官已经开始发育，在这个月给胎宝宝听音乐，有利于刺激胎宝宝的大脑发育。优良的乐性声波能刺激大脑皮层，促使其脑神经元的轴突、树突及突触发育，使胎宝宝获得兴奋和抑制的平衡。

给自己一个微笑

人的情绪变化与内分泌有关，在情绪紧张或应激状态下，体内一种叫乙酰胆碱的化学物质释放增加，促使肾上腺皮质激素的分泌增多。在准妈妈体内这种激素随着母体血液经胎盘进入胎儿体内，而肾上腺皮质激素对胚胎有明显不利作用。

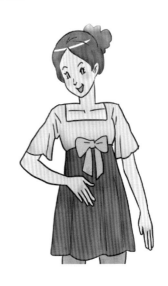

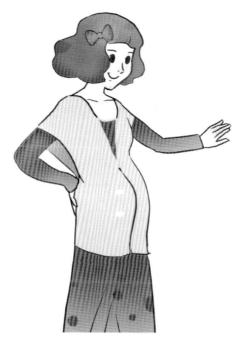

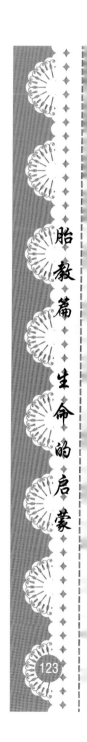

意念胎教

展开想象之旅

想象宝宝面容

准妈妈可以在入睡前或者坐下休息时来一次小小的想象之旅，想象的对象就是你可爱健康的胎宝宝。

准妈妈可以一边用手轻轻地抚摸肚皮，一边想象这是宝宝的小手，这双手将来会变得修长，而且非常的灵巧，想象着这双灵巧的手能够演奏出优美的音乐或者是画出美丽的图画……

还可以想象宝宝将来会有一头浓密乌黑的头发，会有一双明亮清澈的眼睛，一个挺拔英俊的鼻子，一张总是喜欢微笑的嘴……

准妈妈可以尽情想象，没准这种想象真能够变成事实。

写下对宝宝的期待

你可以一边想象宝宝的可爱面容，一边联想宝宝的成长。你希望自己的宝宝成长为一个怎样的人？这种时候，是不是满怀期待，涌起很多话想和宝宝说？那么就提起笔，写下对宝宝的期待、写下想说的话吧！既是对自己的提醒，也是对宝宝的祝愿，还能作为一份成长礼物，送给将来长大了的宝宝。

孕3月胎教

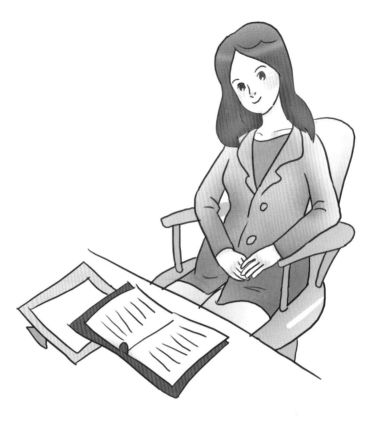

꒰ 胎教要点

这段时间是最容易流产的时间，应停止剧烈的体育运动、体力劳动、旅行等，日常生活中避免劳动过度，注意休息。

꒰ 胎教指南

营养胎教，多吃健脑食品。胎宝宝大脑的日渐发育成长，准妈妈要及时补充有利于脑部发育的营养，为胎宝宝打好大脑的物质基础，将来的小宝宝就会更聪明。鱼、核桃、鸡蛋都是很好的健脑食品，准妈妈可根据情况适量地增加。

运动胎教。放松腿部肌肉。准妈妈从现在开始要加强对腿部的锻炼。放松腿部肌肉，以缓解腿部肌肉不适感，如下肢肿胀、双腿发沉、静脉曲张等。

音乐胎教，培养胎宝宝的感受性。情绪稳定就是良好的胎教。可以听一些充满诗情画意的世界名曲，宁静舒缓或轻柔欢快的音乐将给胎宝宝以安宁感，使胎宝宝心律平稳，对大脑发育产生良性刺激，并培养胎宝宝良好的感受性。

美育胎教，促进胎宝宝神经系统发育。通过美的欣赏，带动准妈妈的思维运动和情感体验，让胎宝宝间接获得美的教益，对正在发育神经系统的胎宝宝来说，有利于神经元数量和体积的增大，细胞之间的联系增多。

꒰ 脑呼吸操

怀孕的第3个月，正是胎儿各器官进行分化的关键时期，准妈妈可用意念胎教的方法使胎儿发育得更加完善，最常用的是脑呼吸操。

怀孕胎教育儿全书

脑呼吸胎教是与简单的基本动作一起冥想的，即从脑运动开始。

刚开始做脑呼吸时，先在安静的气氛下简短做5分钟左右，在逐渐熟悉方法后，可增加时间。吃饭前，身体轻快的状态下更有效果。

先熟悉脑的各个部位的名称和位置，闭上眼睛，在心里按次序感觉脑、小脑、间脑的各个部位，想象脑的各个部位并叫出名字。集中意识到脑部，这样做可清楚地感觉到脑的各个部位。这是清除脑中杂念的良方，同时配合相应的呼吸效果更好。一般可进行下面三种呼吸方式。

全呼吸：不间断地吸气，直到吸到无法负荷时再吸最后一口气，冲至头顶一两秒，再由嘴巴用力吐气。重复做，直到脑部充满能量。

静呼吸：由鼻子吸气，深长缓慢地吸到

下腹部，感觉腹部鼓胀；再慢慢由鼻子吐气。吸和吐的交接不要闭气，要连续平顺，直到感觉自然安静。

叹呼吸：嘴巴张开吸气至腹部，再由嘴巴吐出，如同叹息。速度可快可慢，可以释放内在的情绪和压力。

在清脑调息时，可逐步将意念转向胎儿，并尝试与胎儿对话。想象一下肚子里的胎儿，想象胎儿的各个身体部位，从内心感觉孩子。这时可开始对胎儿说话交流。这种方式，会使母亲和胎儿的交流更专心、更容易。

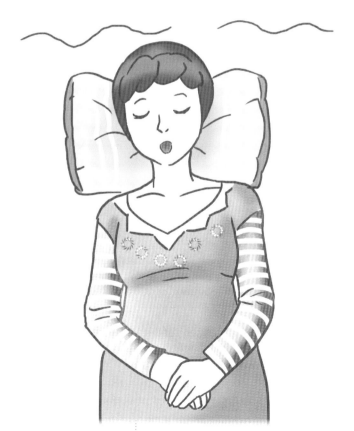

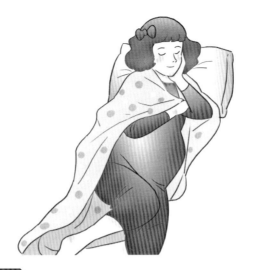

意念胎教

将意念传递给胎儿

准妈妈逐步放松身体各部位，慢慢入静，进入静、空、自然的心境及思维状态中。然后集中注意力，大脑意想胎儿，好似胎儿的形象浮现在脑海里（如没有这种感觉，胎教可照样进行下面的步骤）。

这时准妈妈可以通过意识波沟通与胎儿的联系，将信息逐一地、若有若无地通过意念并可以配合语言传导给胎儿，逐步激发胎儿的脑细胞活力，挖掘并强化胎儿的潜意识功能，使胎儿具有接受外界信息的功能。

比如，你想让胎儿知道什么是花，你轻轻闭上双眼，先在头脑中浮现或想一下胎儿的形象，接着在头脑中浮现或想象一种或多种花的样子，同时说：这就是花；接下来，你可以用意念并配合语言告诉胎儿，花的种类、颜色、香味等各种花的知识。

你想培养胎儿勤劳的品德，在你做家务活时，大脑时时意想小宝宝，并将自己的动作像放电影一样，时时在头脑中过一过，同时对胎儿讲，人为什么应该勤劳。

逐渐地，你可以将各种期望以及科学知识有浅入深、有感性到理性灌输给胎儿。在这一阶段，每次以10分钟的时间为宜，一天1～2次，根据大人的精力情况及胎儿的反应情况决定是否逐步延长胎教时间。

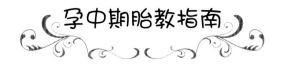

孕中期胎教指南

孕4月胎教

胎教要点

胎儿进入了急速生长时期，因此需要充分的营养，要多摄取蛋白质、植物性脂肪、钙、维生素等营养物质；听音乐或哼唱自己喜欢的歌曲，做胎儿体操。

胎教指南

营养胎教，保证能量摄入。这个月是胎宝宝大脑高速发育的时期。虽然准妈妈的胃口变化不定，但一定要保证足够的能量摄入，这对胎宝宝来说非常关键，切不可因为体态的改变而有意无意地节食减肥，既要吃得好，还要吃得够。

语言胎教，输入最初的语言印记。胎宝宝开始对外界的声音有所感觉了。这个时候是胎宝宝感受语言的最初阶段，准妈妈和准爸爸可以给胎宝宝讲一些自己熟悉的故事，比如《渔夫和金鱼》《快乐王子》《神笔马良》《灰姑娘》等。

情绪胎教，多一些耐心。对胎宝宝多些耐心。其实准妈妈所做的一切，胎宝宝都是可以感受得到的。在闲暇的时候，可以收集一些好看的树叶或者花瓣，把它们放在日记本的夹层里，做成简单的书签。

当然你也可以根据自己的喜好，搜集一些其他的小玩意，收集的过程可以

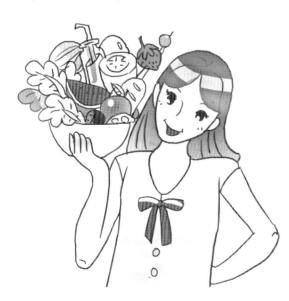

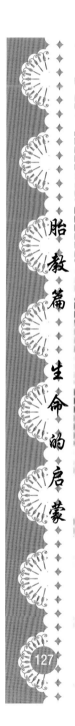

胎教篇 生命的启蒙

锻炼一个人的耐心。

　　音乐胎教，促进大脑成长。音乐能刺激胎宝宝的大脑神经细胞，促进脑神经细胞的发育和脑功能的发展。在大脑发育的高峰期，可以听一些古典音乐。

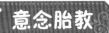
神笔马良

　　从前，有个孩子叫马良。他天生聪明，从小喜欢画画。他家太穷了，但马良坚持不懈地画画，从没间断过一天。他常常想，如果自己有一支笔该多好啊!

　　一天晚上，马良躺在窑洞里，恍惚中感觉窑洞里亮起了一阵五彩的光芒。有一个老人来到他身边，送给他一支金灿灿的笔。

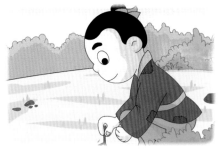

　　马良高兴地坐起来，原来这是个梦!可是，他的手上确实有一支笔。他高兴得跳起来，随手画了一只小鸟，小鸟扑扑翅膀，飞了起来。他又画了一条鱼，鱼跃到水盆里，游了起来。

　　马良有了这支神笔后，天天替村里的穷人画画，谁家缺什么，他就画什么。

　　这件事很快传到了皇上那里，他派人把马良找到皇宫里。皇上要马良给他画一棵摇钱树。马良知道这是一个贪婪残暴的皇上，不肯给他画。皇上就下令要杀了马良。

　　马良只好拿起神笔，画了一个无边的大海，大海中有一个小岛，岛上有一株高大的摇钱树。然后，马良又在水边画了一艘小船，皇上高兴地带人坐到小船上。

　　这时，贪婪的皇上想要尽快拿到钱，就叫马良画点风，这样船就划得快。只见马良拿起神笔，"刷、刷、刷"几笔，风就吹起来了。马良继续画，风越来越大。海风卷起了一个巨浪，把船掀翻了，皇上沉到了海底。

　　当卫士们惊恐过后想抓马良，马良早已不见了。

　　此后，再也没有人知道马良去哪里了。

孕5月胎教

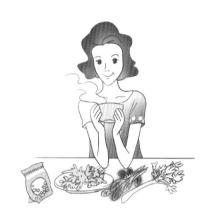

1 胎教要点

做胎儿体操，抚摸胎儿，听轻柔的音乐，每天早、晚与胎儿打招呼，这个期间要少量多餐，多吃含铁的食品，注意不要贫血。

2 胎教指南

营养胎教，预防妊娠贫血。饮食结构单一、过于精细或偏食、过度补钙等，就容易引发缺铁性贫血或巨幼红细胞性贫血。通过合理膳食，可以有效预防这两类营养性贫血。多吃富含维

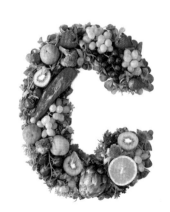

生素C的果蔬，有助于铁的吸收。

情绪胎教，学会主动放松。休息充足，主动放松是准妈妈现阶段的任务。工作之余可以试试坐姿放松法——背挺直，肩下垂，闭上双眼，自由联想，如孩子的笑脸、蔚蓝天空白云朵朵、空中遨游、泛舟采莲等，都会使你感到安详。

语言胎教，让胎宝宝熟悉你的声音。现在胎宝宝可以真切地听到声音，准妈妈更要多和胎宝宝聊天，给胎宝宝读读报纸、诗歌、散文作品，还可以念念自己小时候听过的童谣，不但有利于胎宝宝的稳定成长，更能增进母子情感。

美学胎教，欣赏名人画作。美学胎教里面自然少不了欣赏名画，如拉斐尔的"西斯廷圣母"、凡高的"向日葵"、齐白石的"虾"、徐悲鸿的"马"等书画名作，都是美育胎教的好题材。如能亲自临摹或者自己创作，则更能旷性怡情。

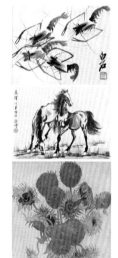

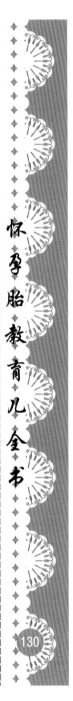

意念胎教

倾诉调节心情

孕期可把倾诉作为一项胎教课程。只要觉得心情不畅，就去找找家人或者好朋友，做一番交谈和倾诉，你必定会获得对方的帮助和启发，从而调节好自己的心情。

对于准妈妈来说，其精神状态和心理情绪不好，不仅对自己的身体有害，而且影响胎儿的健康发育，因此，准妈妈应学会通过各种途径来排除不良情绪。

准妈妈可以通过诉说的方式，来排解内心焦虑与急躁的情绪，诉说也是一种很好的宣泄渠道，是调节心理情绪的一种好方法。

当然，准妈妈倾诉心中的担忧、顾虑，进行心理调整，则需要家人耐心地"洗耳恭听"，来配合默契地做好心理因素调整。

一旦准妈妈把心里憋着的话全都倾诉出来，精神状态就能够有所放松，至少能改善失眠或晚上睡不踏实的情况。与其让自己的心里憋着、闷着，把自己弄得成天心神不宁、坐卧不安、吃不下、睡不着也难受，不如找到父母、家人或者闺密好友，干干脆脆地全部倾诉出来。一旦说出来，就会发现自己的思想负担减轻了，情绪也改善了。困扰自己睡不好觉的心理暗结，会通过倾诉而淡化掉，生理上的不适感也不至于那么难以忍受了。

此外，孕期主动改善心情、排解不良情绪，会拥有较高的睡眠质量，是确保母子健康平安的良方。

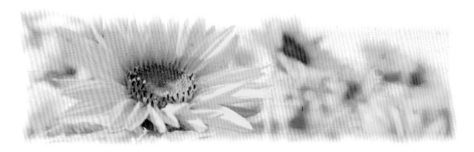

做早操

早上空气真叫好，
我们都来做早操。
伸伸臂，弯弯腰，
踢踢腿，蹦蹦跳，
天天锻炼身体好。

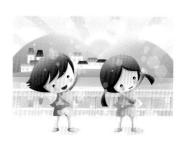

小手绢

小手绢，四方方，
天天带在我身上。
又擦鼻涕又擦汗，
干干净净真好看。

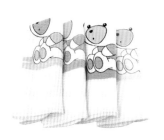

饭前要洗手

小脸盆，水清清，
小朋友们笑盈盈，
小手儿，伸出来，
洗一洗，白又净，
吃饭前，先洗手，
讲卫生，不得病。

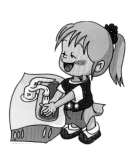

搬鸡蛋

小老鼠，搬鸡蛋，
鸡蛋太大怎么办？
一只老鼠地上躺，
紧紧抱住大鸡蛋。
一只老鼠拉尾巴，
拉呀拉呀拉回家！

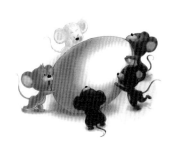

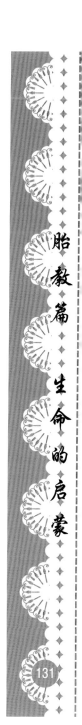

胎教篇 生命的启蒙

131

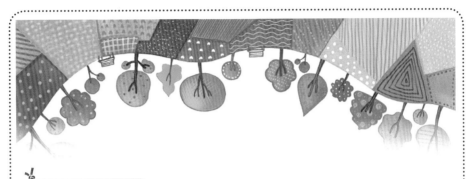

抚触胎教

和胎儿做游戏

一位美国育儿专家提出一种与胎儿"踢肚游戏"的胎教法，即通过母亲与胎儿游戏，达到胎教的目的。

踢肚游戏方法其实很简单。怀孕5个月的准妈妈，可开始与胎儿玩"踢肚游戏"。当胎儿踢肚子时，母亲轻轻拍打被踢的部位，然后等待第2次踢肚。一般在1~2分钟后，胎儿会再踢，这时再轻拍几下，接着停下来。如果你拍的地方改变了，胎儿会向你改变的地方再踢，注意改拍的位置与原胎动的位置不要太远。每天进行2次，每次数分钟。这种方法经150名准妈妈用来施行胎教，结果生下来的婴儿在听、说和使用语言技巧方面都获得最高分，有助于孩子的智能发展。经过这种刺激胎教训练的胎儿，出生后学站、学走都快，身体健壮，手脚灵活，出生时婴儿大多数拳头松弛，啼哭不多。与未经过训练的同龄婴儿比，显得活泼可爱。

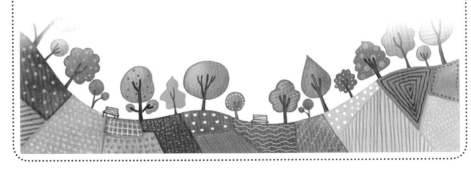

孕6月胎教

胎教要点

帮助胎儿运动，增加和胎儿谈话次数，给胎儿讲故事、念诗、唱歌、哼曲等，给胎儿起个乳名，每次开始前，叫胎儿的乳名。准妈妈要充分休息，睡眠充足。

胎教指南

营养胎教，适度摄入脂肪。必要的脂肪，可保证胎宝宝正常的生长发育，尤其一些不饱和脂肪酸有益于智力发育，更是合成胎宝宝神经髓鞘的重要物质。海鱼、海虾、核桃、奶酪、三文鱼、杏仁、开心果、花生等，可以多吃一些。

语言胎教，用故事培养想象力。色彩丰富、富于幻想的儿童图书都是绝佳的故事蓝本，准妈妈根据故事内容，调动想象力在自己脑海里编排出故事情节，传递给胎宝宝，这些更有利于宝宝将来能够拥有丰富的想象力和创造力。

美育胎教，培养胎宝宝的创造力。美的作品，能够开拓人的思维和视野。选修插花或者布艺等手工艺班，对胎宝宝来说就是一个非常好的美育胎教，缝纫、画画、剪纸、陶艺……亲自动手，让胎宝宝和你一起感受美、创造美吧！

情绪胎教，不要患得患失。因为重视腹中的宝宝，准妈妈容易出现患得患失的心理，这时可以看一些温情电影，如《阿甘正传》《天使爱美丽》《音乐之声》等，你会发现生活原来隐藏着那么多的美好，心情也随之开朗起来。

运动胎教，缓解下肢水肿。大多数准妈妈在怀孕期间都会出现下肢水肿，为减轻症状，准妈妈每天卧床休息至少9～10小时，中午最好平卧休息1小时，左侧卧位利于水肿消退。已发生水肿的，睡觉时把下肢稍垫高可以缓解症状。

爱抚肚皮胎教法

"爱抚肚皮胎教法"，其实就是抚触胎教，是让准妈妈和准爸爸通过轻轻拍抚肚皮、或聆听肚皮里的声音等亲密动作，达到准妈妈与准爸爸、胎儿三方的互动与情感交流。

"爱"和"包容"是胎教必备要诀练习方法

胎教要想做得好，前提是夫妻感情和睦。因此，"爱"和"包容"是胎教的必备要诀。因为，只有夫妻间彼此相爱，胎儿才能在爱和安全的环境里健康成长。

根据国外的研究，婴儿如果很少被触摸、爱抚，很容易出现心理疾患，并且生长、发育迟缓。所以，如果从胎儿期便经常充满爱意地触摸、按摩婴儿，

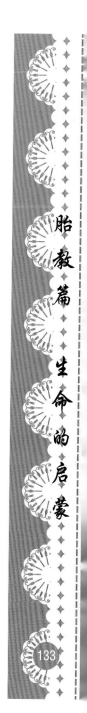

胎教篇 生命的启蒙

133

将能有效促进婴儿养成良好的性格和迅捷的反应能力。

胎儿的每次胎动，都会带给你一种莫名的兴奋只要胎儿在动，你就可以用你的手轻轻地，充满爱意地抚摸你的肚皮，让胎儿感受到你对他的关爱。或者，你可以在一个安静的场所，采取一种最舒服的姿势，每天花10分钟，不听音乐，不说话，集中精力用手的抚摸和宝宝进行独特的情感交流。

这项工作也可由宝宝的父亲协助

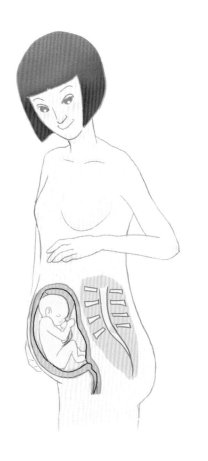

完成，准妈妈躺在床上，准爸爸对胎儿的触抚，可以让胎儿充分感受到家的温暖。

另外，准妈妈对胎儿的触抚，不仅能传达她对胎儿的关爱，还能使准妈妈本身处在一种身心放松的状态，达到安抚胎儿与舒缓母亲情绪的双重功效。

ᥱ 实施月份

通常在怀孕第4个月时，就能明显感觉到胎动，而到了怀孕的第6个月，胎儿踢脚、翻跟头、扭转身体的动作要明显频繁得多，这个时候，是实施爱抚肚皮胎教法的最佳时机。

ᥱ 注意事项

在实行爱抚肚皮胎教法的时候，一定要记住一个原则，就是在轻抚肚皮的时候，一定要充满爱意，千万不要经常性地情绪不佳，也不要用力拍打、按压肚子，以免造成腹部疼痛、子宫收缩，引发早产。

试一试吧，爱抚肚皮胎教法不仅能使胎儿成长为高智商、高情商的优质宝宝，而且能让准妈妈心情愉快。

数胎动胎教

胎动，是子宫内胎儿生命健康的重要标志。准妈妈数胎动可以成为一种很好的胎教施教方式。

在通常情况下，第1次胎动是在妊娠18～20周。此时，准妈妈应该坚持有规律地数胎动，时间最好固定在每天晚间8～9点，胎动一般平均每小时3～5次。

准妈妈每天坚持自数胎动，既是十分简便而且是行之有效的对胎儿进行监护的办法，又可以与多种基本的胎教方法结合起来，成为一种很好的胎教施教方式。

数胎动时，由于母亲对胎儿的高度注意，所以是实施胎教的很理想的时机。通过对胎儿身体姿态的丰富想象，自然而然地就可以对胎动进行生动描绘，这时对胎儿进行对话，就能够增进母子之间的感情交流。

比如说："这一下是头撞，练的是头功；这一下是击拳，拳功真棒；这一下是踢脚，大有足下生风、临门劲射之势。又来了，这回可是全身运动，舒展开怀……"

一边联想，一边轻声地喝彩鼓励。母亲这些意念作用，无疑会增加母子之间的依恋之情，对于胎儿出生后的心理、智力、意志、爱好、情趣以及生长发育都将产生良好的影响。

许多胎教成功者最深刻体会是：胎儿蕴藏着神秘莫测而又巨大的生命力。准妈妈每天看电视中的新闻联播以及天气预报之后，定时自数1小时的胎动，并且把胎动次数记录下来，逐日逐月绘成一张胎动图，只要持之以恒，这幅图将会是一份保健图。

这幅图如果保存起来，也是很有意义的，这何尝不是一份母爱示意图。

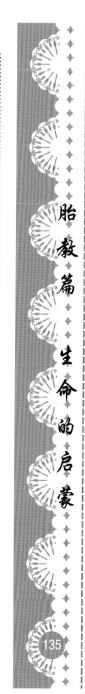

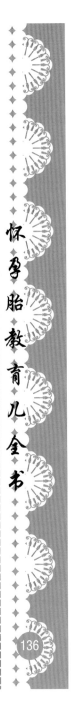

胎儿体操与踢肚游戏

外国育儿专家提出了一种"胎儿体操与踢肚游戏"胎教法，从怀孕5～6个月母亲能感觉到胎儿形体的时候开始，通过母亲与胎儿进行游戏，达到胎教的目的。

现再尝试这一课，正是时候吧。

准备姿势

准妈妈全身放松，呼吸匀称，心平气和，仰卧在床上，头不要垫得太高，面部呈微笑状，双手轻放在胎儿位上。也可将上半身垫高，采取半仰姿势。一定要感到舒适。

具体方法

胎儿踢肚子时，准妈妈轻轻拍打被踢部位几下；1～2分钟后，胎儿会在拍打部位再踢；改变部位，准妈妈轻轻拍打腹部几下。改变部位离上一次被踢部位不要太远；1～2分钟后，胎儿会在改变后的部位再次踢。如此循环，每天进行2次，每次3～5分钟。

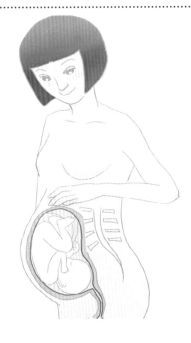

孕7月胎教

胎教要点

帮助胎儿运动，给胎儿讲画册及动物形象、散步、做操、听音乐、会朋友、看书画展、玩轻松的游戏等，以松弛压力，增加愉快。丈夫尽量多陪妻子。

胎教指南

光照胎教，促进视觉发育。现在的胎宝宝已经有光感了，此时对胎宝宝进行光照训练，不仅可以促进视觉功能的健康发育及胎宝宝对光线的灵敏反应，而且有益于出生后动作行为的成熟。

营养胎教，储备热量和蛋白质。胎宝宝的发育和活动，需要有充足的蛋白质和热量，为将来顺利分娩打下坚实基础。奶和奶制品、大豆和豆制品、鱼、虾等食物富含优质蛋白质，各种坚果、畜肉、面点可提供高热量，可以酌情食用。

语言胎教，锻炼胎宝宝语言能力。准妈妈可以给胎宝宝朗读朱自清、冰心、秦牧等作家的散文作品，优美隽永，耐人寻味。另外，《居里夫人传》《三毛流浪记》《钢铁是怎样炼成的》等文学作品，也适合读给宝宝听。

情绪胎教，塑造胎宝宝良好性格。准妈妈的修养、品位对胎宝宝的情绪、性格、心理和健康，都起着重要作用，所以，准妈妈更应乐观坚强，常自己给自己加油!准爸爸也要及时给予支持和鼓励，这对准妈妈增强自信大有帮助。

家务活里的胎教

合理地安排家务，既能融胎教于家务中，又能使夫妻的生活规律舒适，何乐而不为。

只要安排得当，家务活里的胎教活动可以开展得很丰富，比如，语言胎教和运动胎教就比较容易与家务活结合进行，给家务劳动增添乐趣。下面以语言胎教为例，描绘一周家务与胎教结合范例。

◆星期一、星期四：改变外出购物路线，花一定的时间观察周围的事物，向胎宝宝讲解生活中的各种现象。

◆星期二：打扫起居室、卧室卫生，擦洗家具，给胎宝宝描述这个温馨的家是什么样子的。

◆星期三：擦拭窗户和门框，冲洗厕所和浴室，可以给胎宝宝讲妈妈是怎么劳动的，告诉胎宝宝要讲卫生。

◆星期五：打扫和整理厨房，安排星期六和星期日的食谱，告诉胎宝宝自己怎样合理地安排每天的膳食以保证营养需要。

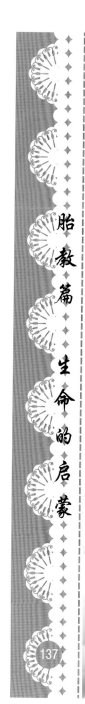

胎教篇 生命的启蒙

137

和胎宝宝做"胎教操"

在母腹中进行体操锻炼，小宝宝的肌肉活动力增强，出生后翻身、抓、握、爬、坐等各种动作的发展，都比没有进行过体操锻炼的要早一些。

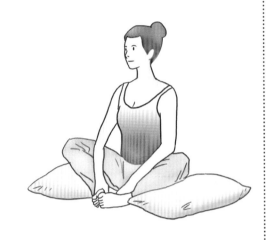

你可以每天在固定的时间给小宝宝一个信号：宝宝，快来和妈妈做操。躺在床上，全身尽量放松。在腹部松弛的情况下用双手捧住胎儿，轻轻抚摸，然后用一个手指轻轻一压再放松。这时胎儿便会做出一些反应。如果此时胎儿不高兴，就会用力挣脱，或者蹬腿反对，你就要停止。在刚开始的时候，胎儿只做出响应，过几个星期后，胎儿对母亲的手法熟悉了，一接触妈妈的手就会主动要求"玩耍"。

胎儿六七个月时，母亲可以感觉出他的形体，这时就可以轻轻地推着胎儿在腹中"散步"了。8个月时，母亲可以分辨出胎儿的头和背了。胎儿如果发脾气"用力顿足，或者"撒娇"身体来回扭动时，母亲可以用爱抚的动作来安慰胎儿，而胎儿过一会儿也会以轻轻地蠕动来感谢母亲的关心的。

如果能够和着轻快的乐曲同胎儿交谈，与胎儿"玩耍"，效果更好。

叫宝宝做操比较理想的时间是在傍晚胎动频繁时，也可以在夜晚10点左右。但不要太晚，要是他兴奋起来，手舞足蹈，你还怎么睡。你也不希望小宝宝一生下来就黑白颠倒吧。

孔融让梨

孔融是东汉文学家，字文举。鲁国（今山东曲阜）人，

家学渊源，是孔子的二十世孙。为当时著名的建安七子之首，文才甚丰。孔融是当时比较正直的士族代表人物之一，他刚直耿介，一生傲岸。最终为曹操所忌，枉状构罪，下狱弃市。

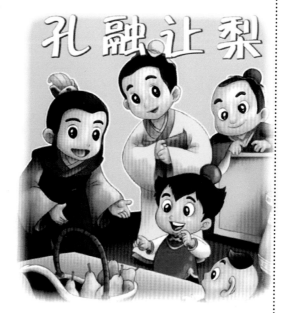

孔融小时候家里有五个哥哥，一个弟弟。

有一天，家里吃梨。一盘梨子放在大家面前，哥哥让弟弟先拿。你猜，孔融拿了一个什么样的梨？他不挑好的，不拣大的，只拿了一个最小的。爸爸看见了，心里很高兴：别看这孩子才四岁，还真懂事哩。就故意问孔融："这么多的梨，又让你先拿，你为什么不拿大的，只拿一个最小的呢？"

孔融回答说："我年纪小，应该拿个最小的；大的留给哥哥吃。"

父亲又问他："你还有个弟弟哩，弟弟不是比你还要小吗？"

孔融说："我比弟弟大，我是哥哥，我应该把大的留给弟弟吃。"

你看，孔融讲得多好啊。他父亲听了，哈哈大笑："好孩子，好孩子，真是一个好孩子。"

孔融四岁，知道让梨。上让哥哥，下让弟弟。大家都很称赞他。

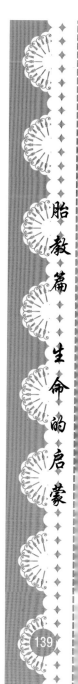

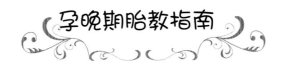

孕8月胎教

胎教要点

帮助胎儿运动，准爸爸与孕妈妈与宝宝多沟通，告诉宝宝身边发生的趣事，也告诉宝宝即将降生，降生在一个幸福和谐的家庭，文明昌盛的时代。

胎教指南

情绪胎教，自创好心情。孕妈妈的自我心理暗示也是帮助孕妈妈调节心情的好办法，可以经常暗示自己："现在我的身体的沉重负担和不适，都是为了宝宝健康地成长，宝宝健康，我多么开心。"

这样想了，心情也会慢慢好起来。

运动胎教，促进乳腺分泌。这一时期，孕妈妈可能会发现乳房有乳汁出现，当然也有些孕妈妈不会出现这种情况，但不管你是否在分泌乳液，乳房都在为哺乳做准备，所以此时进行相应的运动，有助于将来更顺利地哺乳。

语言胎教，胎宝宝喜欢有韵律的声音。孕后期的胎宝宝更喜欢有韵律的声音刺激。这时候，孕妈妈可以随时给宝宝朗读一些节奏抑扬顿挫的文学作品，在宝宝还未出生前就打下良好的语言基础。

美学胎教，感受美和幸福。加强美学胎教，可以培养宝宝热情乐观地去审视生活中的美，如苏杭的刺绣，南京的云锦、河北的皮影、宜兴的紫砂壶等，都有助于宝宝日后拥有一双善于发现美的眼睛和一颗敏锐捕捉美感的心。

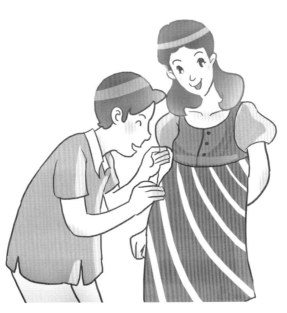

怀孕胎教育儿全书

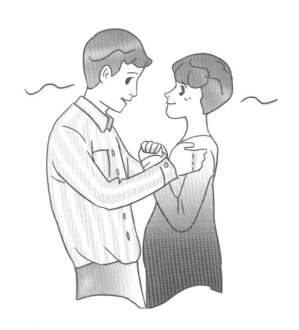

孕晚期欣赏漂亮的宝宝图片

准妈妈在孕期里喜欢欣赏漂亮的婴儿照片，有的还在自家墙上张贴可爱的宝宝照片，有空时就凝神欣赏一番，希望自己的孩子出生后也能像图片上的孩子一样健康漂亮。

据说经常欣赏漂亮图片的准妈妈，今后生出的孩子也会漂亮。目前没有人对这种说法设计一个对照组，进行严格的科学验证，但无论这种说法有无科学根据，经常欣赏漂亮的婴幼儿照片，能使准妈妈心情舒畅是可以肯定的。

我国自古就有"欲子美如，数视璧玉"的说法，现代科学记忆想象也是一种力，既可以作用于自身，又可作用于胎儿，所以有些专家认为在孕期设想孩子形象在某种程度上相似于将要出生的孩子。即准妈妈经常设想自己孩子的模样，还是较有益处的。

一般来说，准妈妈可以把自己的想象通过语言、动作等方式传达给腹中的宝宝，并且要持之以恒。

对于未来宝宝的猜测和幻想，是每一个准妈妈的美好愿望，也寄托着每一个家庭的希望。是像爸爸好一些，还是更像妈妈一些？应当引导准妈妈多接触一些美好的事物，看一看书画展，听一听音乐会，多一些美好的想法，多一些有益的活动，让准妈妈心情愉悦、情绪舒畅，则会有利于胎儿健康成长。聪颖健康的胎儿，需要在美好的愿望和想象中，日渐生长。

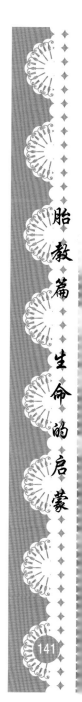

适宜胎教的音乐有哪些?

早晨起床后，最安全有效的胎教音乐:

柴可夫斯基的《睡美人》中的《波兰舞曲》《如歌的行板》《小进行曲》;

莫扎特的《春的序曲》;

舒伯特的《音乐瞬间》的第三首;

贝多芬的第六交响曲《田园》;

小约翰·施特劳斯的《蓝色多瑙河》;

格里格《培尔·金特》中的《早晨》《索尔维格之歌》《阿拉伯舞曲》《安妮特拉之舞》。

休息的时候，最安全有效的胎教音乐:

柴可夫斯基的芭蕾舞曲《天鹅湖》;

维瓦尔第的《金翅雀协奏曲》;

克莱斯勒的《伦敦德里小调》《天使小夜曲》《罗曼史》《爱的悲伤》《十四行诗》《幻想曲》;

莫扎特的《小夜曲》;

托斯蒂的《小夜曲》;

古诺的《小夜曲》;

威尔第的《弄臣》中的《女人善变》《美女如云》;

海顿的《小夜曲》;

史特拉汶斯基的《普钦奈拉》中的《小夜曲》;

亨利·曼西尼的电影《蒂凡尼的早餐》中的插曲《月亮河》;

贝多芬的《悲怆奏鸣曲》第二乐章《如歌的行板》。

胎动明显时，最安全有效的胎教音乐:

德沃夏克的《诙谐曲》;

勃拉姆斯的《第五号匈牙利舞曲》《圆舞曲（作品39之15）》;

肖邦的《第七号圆舞曲》;

约翰·施特劳斯的《春之声圆舞曲》;

贝多芬的第一交响曲中的《小步舞曲》;

莫扎特的《小步舞曲》;

阿尔贝尼斯的《探戈》。

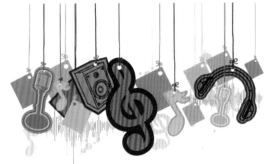

孕9月胎教

胎教要点

帮助胎儿运动和胎儿一起欣赏音乐，较前几个月胎教时间可适当延长，胎教内容可适当增加，准妈妈要少食多餐，以多营养、高蛋白质为主，限制动物脂肪和盐的过量摄入，多吃富含微量元素和维生素的食物，适量饮水。

胎教指南

情绪胎教，避免焦虑和不安。孕后期，准妈妈焦躁不安的情绪很有可能影响胎宝宝而造成早产，千万可别在最后时刻疏忽大意哦。准爸爸可以多搜集一些幽默笑话，绘声绘色地说给准妈妈听。

营养胎教，多吃富含膳食纤维的食物。很多准妈妈会发现自己的便秘症状加重了，这是由于子宫的增大影响了肠胃蠕动，所以准妈妈现在需要吃一些富含膳食纤维的食物，以促进肠胃蠕动，缓解便秘。

音乐胎教，为胎宝宝歌唱。音乐的神奇作用在于能更迅速、更直接地引起大脑的反应，对胎宝宝唱歌，能够促进宝宝的大脑发育。选择一首听起来舒适的乐曲反复听，熟悉的音乐能给胎宝宝以安全感。

运动胎教，做利于分娩的练习。

随着预产期临近，准妈妈身体会出现一系列变化，这些变化都是在为分娩做准备，准妈妈应多做些有利于分娩的练习。

美学胎教，美好的感官体验。胎宝宝此时已形成完整的五感，准妈妈经常欣赏一些美的事物包括一些艺术作品，对胎宝宝来说也是一种美好的感官体验。

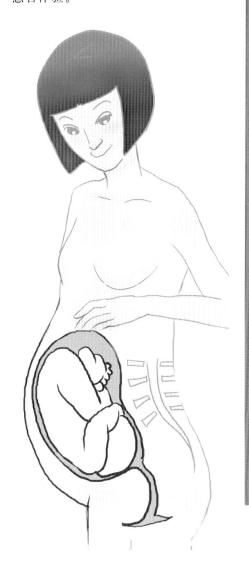

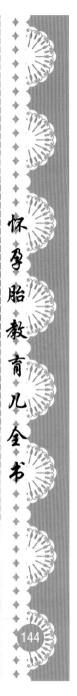

准爸爸的胎教功课

胎教不单纯是准妈妈的事，需要准爸爸做的工作也有很多，除去在有关条目中谈到的以外，还有以下几件事情需要丈夫去做。

1 经常和胎儿说说话

丈夫通过动作和声音，与妻子腹中的胎儿说说话，是一项十分必要的胎教措施。与胎儿说话时，丈夫可抚摸妻子的腹部，这种良性刺激，对准妈妈既是一种精神与机体享受，又可使胎儿从中受益。

尤其对于情绪和精神紧张的准妈妈来说，这是一剂良好的安慰剂。

与胎儿的谈话内容可不拘一格，诸如问候、安慰、逗乐等都可以。但要注意考虑妻子的感受，要让妻子爱听。积极的胎教效应，都要通过妻子良好的心理感受而产生的。

2 和胎儿做游戏

如果妻子平卧时诱导胎儿在"宫中"活动，妻子进餐时模拟给胎儿喂饭等，这些都可以通过准妈妈的感官刺激对胎儿起到积极的潜移默化作用。

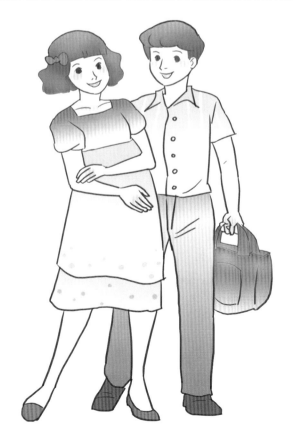

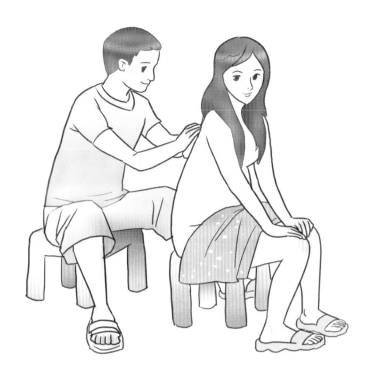

3 给胎儿讲故事

丈夫给妻子腹中的胎儿讲故事时，要把未降世的胎儿当成懂事的大孩子一样看待，最关键的是要争取妻子的积极参与，通过妻子心理感受，来转化为教育因子而作用于胎儿。故事内容宜轻松怡悦，娓娓动听，切勿讲授使妻儿产生恐惧心理的故事。

4 给胎儿放音乐

音乐在胎教中所占据的重要地位，后面还有专门介绍。这里讲的放给胎儿听的音乐，在选择上最好先取得妻子的同意，至少是孩子的妈妈比较喜欢听的，否则就不会起到胎教的作用。另外需要根据胎儿胎动频度进行辩证地选择。如果胎动频繁应放一些柔和轻松的曲子；如果胎动较弱，则需放一些雄壮有力而又节奏感比较强的音乐。

在配合妻子进行胎教的过程中，还有许多事情需要丈夫去做，诸如给胎儿听胎心、数胎动、唱儿歌、诵诗词等，都是很好的胎教措施。

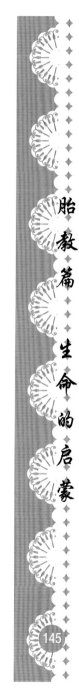

孕晚期准爸爸应做到这些

准爸爸和孕妻一起，已经度过了200多天的胎教里程，临产时间越来越近，身为一家之主，下面这些事，是孕晚期应当策划好，准备到位，尽力做到的。

◆临近生产，要经常向妻子和胎儿传达爱的信息。

◆多为孕妻做腿部及腰部按摩，鼓励和增加妻子顺利生产的自信心，与胎儿进行交谈。

◆怀孕后期孕妇体重易增加，因此要多陪妻子一起散步，做运动胎教。

◆多想象和讨论几次即将出生的孩子的模样，与妻子一起准备生产和婴儿用品。

◆因为随时会有早产危险的可能性，要把自己的行踪告诉妻子，以便随时都可以联系到自己。

◆到医院所需要的时间、交通状况要事先计划好，最好能实地勘察，走一走，试一试。

◆要做好准备，一旦有了临产的症状即能去医院，必须提前准备好必需用品。

◆妻子不在家的期间，要预先做好家中一切需要的准备。

◆抽出时间，给妻子读一些幼教读物或童话。

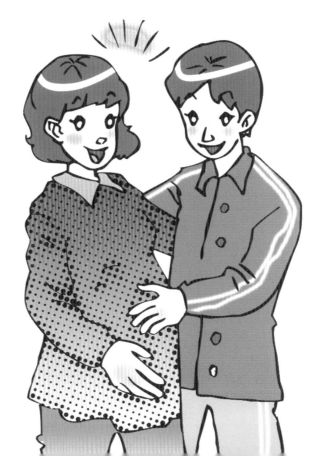

怀孕胎教育儿全书

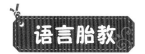

没有朋友的老鼠

老鼠和小猫、小狗是邻居也是好朋友，他们每天一起在温暖的阳光下唱歌，在柔软的草地上跳舞，非常快乐。

有一天，猫妈妈送给小猫一个蝴蝶结，小猫系着美丽的蝴蝶结唱歌，神气极了。小狗、老鼠见了都非常羡慕，特别是老鼠，他想："如果我有这样美丽的蝴蝶结该多好。"到了晚上，老鼠悄悄地把小猫的蝴蝶结偷回家，系在头上，对着镜子，心里美滋滋的。第二天，小猫发现蝴蝶结不见了，伤心得"呜呜"直哭，小狗赶来安慰，并提醒他今后要保管好自己的东西。只有老鼠不吱声。

过了几天，小狗爸爸送给小狗一个铃铛，小狗戴着铃铛在草地上跳舞，帅极了。小猫、老鼠见了都非常羡慕，特别是老鼠，他想："如果我也有这样一个铃铛该有多好呀。"到了晚上，老鼠悄悄地将小狗的铃铛偷回家，戴在脖子上，对着镜子，心里甜滋滋的。第二天，小狗发现铃铛不见了，伤心得"呜呜"地哭起来。小猫赶来安慰他，并提醒他今后要保管好自己的东西。只有老鼠不吱声。

到了晚上，静悄悄的。小猫突然听到清清的铃铛声，他想："小狗的铃铛不是丢了吗？哪里来的铃铛声呢？"他叫醒小狗，一起随着铃铛声找，一直找到老鼠的家里。他们看见老鼠头上系着小猫的蝴蝶结，脖子上戴着小狗的铃铛正在照镜子呢。小狗、小猫气得一齐叫起来，老鼠吓得赶紧钻进地洞里，再也不敢出来了，直到现在还孤零零地待在冰冷的地洞里。

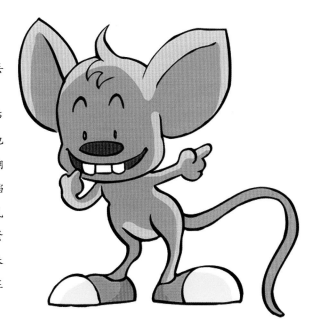

147

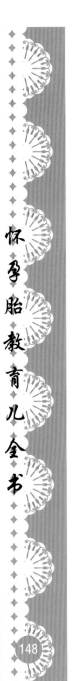

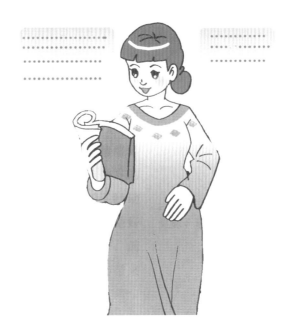

孕10月胎教

胎教要点

在各种胎教活动正常进行的同时，准妈妈适当了解一些分娩知识，消除害怕心理，保持企盼、愉快的心态，要养精蓄锐，避免劳累，为分娩做准备。

胎教指南

音乐胎教，听一首轻音乐。现在，胎宝宝的感官系统已经接近完善了，他对于音乐节奏的敏感度也增强了，所以节奏轻快、旋律柔和的音乐，能够很好地安抚胎宝宝的情绪，相反，节奏强烈的音乐很有可能会引起胎宝宝的不安，所以准妈妈此时还是要多听一些轻音乐。

情绪胎教，平静地等待。本月情绪胎教主要是设法做到平静地面对分娩的到来，不要过分迫切，更不可焦虑。分娩不是很困难的事情，成为一位母亲必然要接受这样的历练。焦虑的时候，进行舒缓地深呼吸，帮助自己恢复平静。

运动胎教，促进分娩动作。本月要点依然是做一些促进分娩的动作，为分娩做好身体上的准备，但要注意运动的强度和量，防止造成不良影响。

营养胎教，继续补充能量。因为分娩要消耗准妈妈很多能量，所以在分娩的前两周，准妈妈可以吃一些热量稍稍高一些的食物，为之后的分娩储备能量。但还是要控制脂肪的摄入量，以免胎宝宝体重增长过多，增加分娩的难度。

语言胎教，告诉胎宝宝更多的事。胎宝宝已经做好出生的准备，一切都几乎和出生后一样了，准妈妈可以像面对已经出生的小宝宝一样进行逗乐聊天。

分娩对胎教的意义

十月怀胎，一朝分娩。经过280天孕育，腹内胎儿跃跃欲试，就要与急不可待的父母会面了。这是一件多么令人喜悦、令人振奋的事情啊！

在最后的这段时期，产前父母容易急躁、焦虑。这里提醒准妈妈、准爸爸，要务必有始有终地扮演好自己的胎教角色。这是因为胎教舞台上的最后一幕——分娩尚未拉开序幕。这一幕的时间虽然很短，然而却至关重要。

虽然你们在以前的日子中曾做过令人满意的努力，使胎儿在听声音、感受刺激、激发情绪、触摸以及思维能力方面有了最初的积累，但是在这最后的时刻，如果疏忽不慎，那么你们精心培育了10个月的胎教成果就有可能付之东流。

随着产期的临近，大多数初产准妈妈内心越发忐忑不安，过多地去想象分娩时的疼痛，担心分娩不顺利，忧虑胎儿不健全，甚至有传统意识的准妈妈还会担心胎儿的性别等，以至于使自己终日处于惶恐不安之中，这种心态对于即将出世的胎儿是十分不利的。

一方面，准妈妈的焦虑不安将导致母体内的激素改变，对胎儿产生不良刺激；另一方面，伴随着焦虑和恐惧而引起的神经性紧张往往会产生许多不适的感觉，使准妈妈肌肉紧张、疲惫不堪，并且会导致分娩时子宫收缩无力、产程

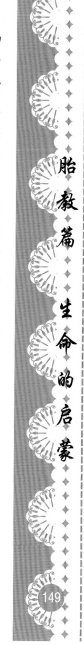

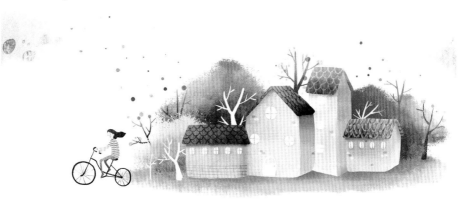

延长及滞产等现象，甚至造成难产，往往使胎儿发生宫内窒息，使对缺氧敏感的大脑细胞受到伤害，进而影响胎儿智力，甚至危及生命。

因此，在分娩前您应做好心理准备。阅读一些有关分娩的书刊，了解分娩的过程，做到心中有数。

没有什么可担心的，现代医学很发达，而且每天都有成千上万的宝宝顺利出生。

所以，产妇不必紧张和忧虑，要相信自己是完全能够胜任这个使命的，这样，当阵痛开始时，孕妇就会意识到，这正是腹中的小生命在投奔光明世界冲破重重阻力时向自己发出的求援信号，此时，产妇应以必胜的信念和爱心迎接新生命的到来。

临产胎教：将胎教的功课做到底

临产前的情绪调整

我们得承认，无论怎么说，分娩

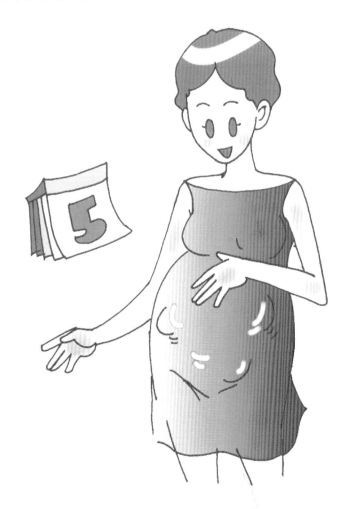

对于女性，确实是一关。准妈妈感到不安，甚至惊慌，都是正常的，也是很普遍的。

临产的准妈妈一定记住两点。第一，这种情绪没有任何作用，相反会消耗体力，造成宫缩无力、产程延长，还会对胎儿的情绪带来较大的刺激。第二，生育是女性的本能，分娩的阵痛是不可避免的，但并非不可忍受，而且医学上有很多保障措施。

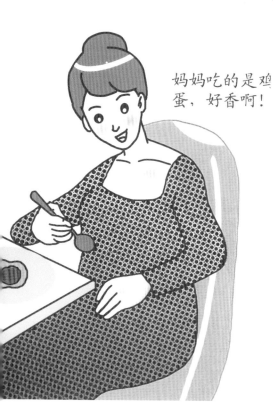

妈妈吃的是鸡蛋，好香啊！

◯ 母亲的坚韧和勇敢会传递给孩子

生育是对生命的考验，是自然给予新生的神圣礼物，也是每位母亲终生难忘的伟大时刻。母亲的承受能力和勇敢心理，会传递给即将出生的孩子，是孩子性格形成最早期的教育之一。勇敢地把握好最后的时刻，给宝宝一次最好的胎教。

◯ 临行前的聊天胎教

面临分娩，妈妈可以和宝宝沟通一下如何协同作战，顺利分娩。你可以说："宝宝，你就要离开妈妈到这世界上来了，妈妈和爸爸早就想见到你了，你一定要和妈妈配合好，勇敢地走出来。"

只要你们做了，就会有效果，这不仅仅是心理暗示，宝宝也应该能感应到的，十月怀胎，早就心有灵犀了。

胎教与早教的"加时课"

胎儿在降生之前，准爸爸妈妈已给了胎儿听觉、触觉、视觉等的刺激，这给胎儿的感觉器官和大脑产生了一定的影响，能促进胎儿感觉器官的

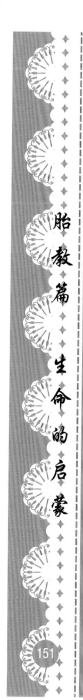

发育发展和神经元结构的形成。

脑细胞增殖另一高峰

一般人的想法是，随着分娩过程的完成，胎教也就随之告一段落。然而，由于新生宝宝在人间的前6个月是大脑细胞增殖的另一高峰期，因此，为了继续促进宝宝的智力发育，需要在产后6个月内继续给予宝宝适宜的信息刺激，进一步促进神经系统的发展。所以胎教活动还要持续一段时间，直到与早期教育衔接。

需要感觉刺激

由于孩子出生时大脑的大小和重量只达成人的1/3，神经细胞尚未成熟，神经纤维还没形成完善的髓鞘，相互的联系也几乎没有形成。所以，在出生后的最初时期，如果有更多的刺激到达感觉器官，通过感觉细胞直达大脑，就可以更好地促进神经细胞的成熟。所以，从胎儿刚出生到1岁间，需要重复多次地给予刺激。

胎教的"加时课"

尽管胎儿刚出生根本不明白语言的意思，但还是要给他各种声音的刺激，如父母要多和宝宝说话、逗乐，在宝宝睡醒后给宝宝听一些轻松舒缓的音乐。除了听觉刺激外，父母还要给宝宝适宜的触觉刺激，父母和家人要多拥抱小宝宝，抚摩小宝宝的皮肤，让宝宝练习抬手、踢腿等动作。在视觉训练方面，可用鲜艳的带响声的小玩具吸引宝宝注意，让宝宝学着追视。

这些都是胎教的"加时课"，是早期教育的衔接教育。

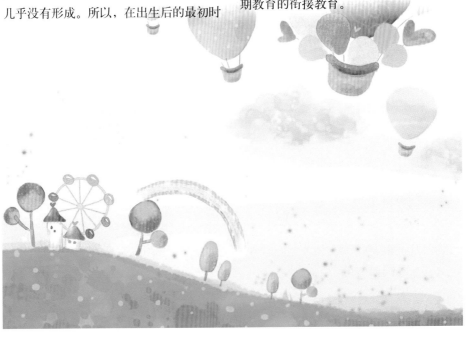

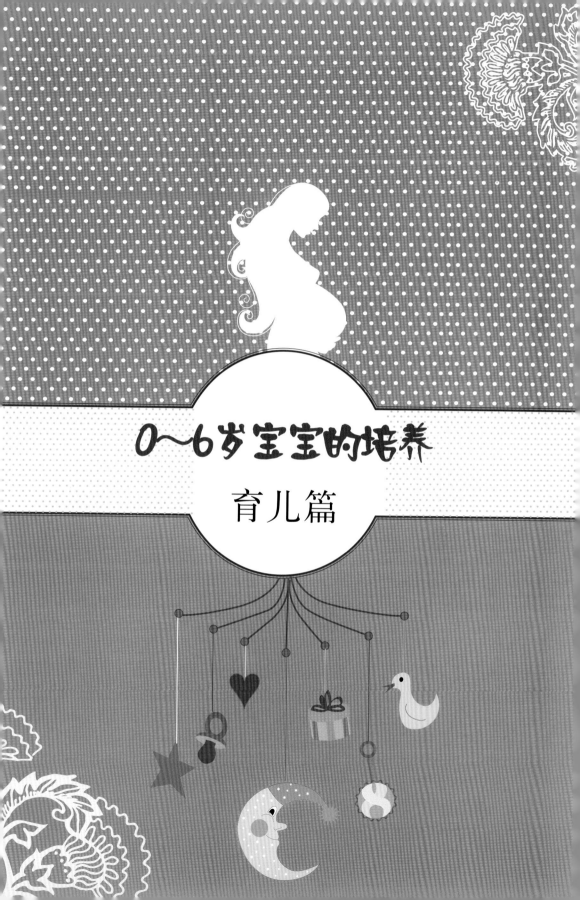

0~6岁宝宝的培养

育儿篇

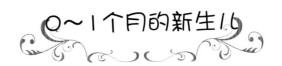

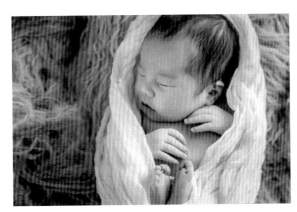

宝贝终于诞生了

婴儿在出生之时，如果体重在2.5千克以上，便算迈过了人生第一关，属于健康婴儿。如果体重不足2.5千克，则称之为"早产儿"，也叫"未成熟儿"。对于这类未成熟儿需要采取特殊的保护措施。

一个健康婴儿的标志是皮肤鲜嫩呈现为粉红色，大声啼哭，手脚自由地活动。婴儿出生时虽然常常啼哭，但几乎是整日鼾睡。婴儿刚出生时，头部一般呈椭圆形，像肿起一个包似的。这是由于胎头在产道里受到压迫所引起的。头胎婴儿或年龄大的母亲所生的婴儿，头部呈椭圆形的更为明显。由于这种现象能自然长好，因此不必特意去注意枕头的枕法，无须人为的纠正。在婴儿刚出生的头几天，一般以不用枕头为宜。婴

儿的头顶有一块没有骨头软乎乎的地方，这就是囟门。囟门是头骨在通过产道时为了能变形而留下的空隙。这也是因人而异。

关于新生儿的大小便。刚出生的婴儿，通常是在24小时内排尿。但是，也有的婴儿是在48小时以后才排尿的，这都是正常的。当你打开尿布时，你会看到红砖色的尿，这你不必惊讶，也无须担心，这是由尿酸盐引起的，是正常现象。

健康婴儿的第一次大便是在24小时以内排出的。粪便呈暗绿色或黑色黏稠状，这叫胎便。这是肠的分泌物在溶解蛋白酶的作用下发生变化所致。粪便呈绿色是因为混有胆汁。

婴儿刚出生时，体温和母体相同，然后下降1～2℃，8小时后保持在36.8～37.2℃。呼吸每分钟为34～35次，脉搏每分钟为120～130次。

1周内的新生儿

在出生后1周之内，婴儿出生时头部的变形，脸部的水肿会慢慢恢复正常，

婴儿也会变得越来越可爱，越来越喜人。那些营养充足的婴儿几乎整天都在睡觉，有时睁开眼睛，但却看不见东西。

有些婴儿在出生后第3天可能会发生新生儿黄疸，这时候的婴儿皮肤出现黄染。这是由于胎儿在子宫内处于缺氧的状态，所以血中红细胞数较多。当婴儿出生后，由于周围环境中的氧气增多，不再需要过多的红细胞，多余的红细胞在体内破坏。红细胞破坏时会产生一种胆红素，这是一种色素，需要经过肝脏处理后才能排出体外，但由于新生儿肝脏功能尚未发育成熟，而使得胆红素聚集于血中，从而引起黄疸。此黄疸不需要特殊处理，在1周左右会自行消退。半数左右婴儿不会出现黄疸。

婴儿在出生后3～4天，黑色黏便慢慢减少，开始排出母乳或牛奶消化后的大便，看见这种大便即可以知道婴儿的

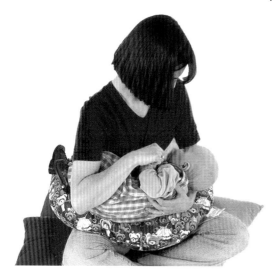

肠道是通畅的。

当婴儿出生后4～7天，不少婴儿的乳头部位发生肿胀，按压时婴儿有痛苦的表情，有时候还会出现泌乳，男婴也可能出现这种现象。这是由于婴儿从母乳中摄取了促使母乳分泌的各种激素所导致。这种现象在婴儿成长到2～3周时消失，但有时6个月后仍然遗留有痕迹，但最终会消退。部分婴儿在乳头与腋窝之间出现米粒大小的副乳，也不必担心。随着成长，会慢慢消失。

出生后1周的婴儿，由于摄水量不足，可出现发热（38℃），此时只需补给水分即可退热。产后12小时内授乳可以降低婴儿发热的概率。

刚学会吸奶的婴儿有吐奶现象，这时可将坐垫或毛巾垫在婴儿的后背让其侧卧，以防止婴儿吸入吐出的奶水而窒息或猝死。但不可因婴儿吐奶而采取俯卧睡姿，婴儿俯卧时容易发生把头埋入吐湿的被子里的危险。

1周到半个月的新生儿

婴儿在刚出生时皮肤很红，但过了1～2周后，就会像人们在进行海水浴后皮肤灼伤一样，表面掉下一层很薄的皮，这属于正常现象不用做什么处置。婴儿的脐带在出生后1周到半个月就会脱

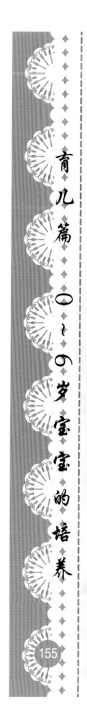

落，正常情况下可以不用涂任何东西。

婴儿出生1周后的体重同刚生下来时的体重相比一般都没什么变化，这叫作生理性体重下降。这是因为婴儿还不太想吃奶，所以体重不会增加。从出生后1周体重开始明显增加，这说明婴儿体内的发育开始进入正常。

不管婴儿具有怎样的成长机能，如果母乳不足，婴儿的体重就不会增加。当分娩的母亲因为母乳分泌不好，母乳不足，此时可以适当喂一些牛奶。母亲在生产2周后，有希望下奶，因此，应该坚持母乳喂养。

相反，有些妈妈奶汁充足，但婴儿却不怎么吃奶。比如吃五六分钟后就不怎么吃了，或者吃着吃着就睡了。这样，由于马上会饿，因此过不了半小时婴儿就会醒来而啼哭。对这样的婴儿就无法硬性地规定授乳的间隔时间和每次喂奶所需的时间。这也是婴儿的个性表现，不必着急，授乳的间隔是会逐渐拉

长的。千万不要怕孩子饿着，而把正在酣睡的婴儿弄醒来喂奶，这是一种很愚蠢的行为。你要知道，婴儿肚子饿了，会自己哭叫的。通常来说，喂牛奶的婴儿基本上可以3小时喂1次，而喂母乳的婴儿则不好确定。

不管是男婴还是女婴，有时都会出现乳房肿胀，中间有肿块，一按就会流出白色的乳汁，在2个月内会自然消退，所以不要去碰。

半个月到1个月的新生儿

婴儿出生半个月后，个体差异更加明显。有的婴儿好静，有时安静得让人感觉不到他的存在。这样的婴儿睡眠时间相对于好动的孩子来说要长得多，只有在十分饥饿的情况下才会醒来。因为肚子是空的，所以就咕嘟咕嘟地喝奶。如果吃的是母乳，就能很快将两只乳房吃干净。如果吃的是牛奶，能吃120毫升左右。在排尿、换尿布之后，又会安静

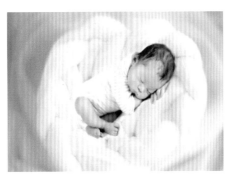

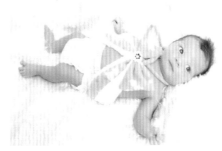

地待一会儿，然后在不知不觉间再度入睡。夜里通常在下半夜两点左右醒来一次，凌晨5点醒来一次，换尿布、吃奶之后，又能马上入睡。大便也是每日1~2次。

当然这类过于安静的婴儿毕竟是少数，大多数婴儿是不会这样平和的，通常对外界刺激敏感、自我表现能力强的个性让他们表现得异常吵闹，成为众人所说的爱哭的婴儿。只要有一点动静，就会睁开眼睛。尿布湿了，就会大哭大闹表示不快，即使是换完尿布，也会因为饿了而哭个不停。在吃母乳5~7分钟之后，空腹感一消失，他就会不耐烦地停止吃奶，如果妈妈继续勉强让他吃，就会像让他做不合心意的事情一样，会把好不容易吃下去的奶给全吐出来。一会儿，他又会哭闹起来，好像在诉说："我饿了。"再给他喂奶七八分钟，又会接着入睡。有时候也能连续睡上几个小时。对于这样的婴儿，喂奶是没有规律可循的，有时一天需喂奶十几次。

随着婴儿一天天长大，母亲也从生育和为人母的兴奋状态中平静下来。

怎样做才是科学喂养？

◎ 喂初乳

众所周知，母乳是新生儿和婴儿

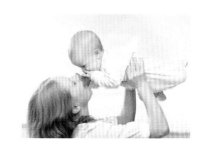

最适宜的天然食品，母乳喂养的观念已深入人心。而母乳喂养的重大意义，其大半包含在初乳中。初乳与其后的母乳相比，蛋白质含量高，而脂肪和糖的含量少。从营养学角度看，初乳并不一定有多么大的优点，但对婴儿来说必不可少。

初乳中含有许多叫作分泌型的免疫物质，它们具有防止婴儿患病，促进健康发育的重要功能。

初乳是母亲生产后7天内所分泌的乳汁。初乳中因含有胡萝卜素，故呈黄色，由于含蛋白质和矿物质以及免疫物质较多，故较黏稠。

到了妊娠后期，乳房内逐渐开始蓄积少量的乳汁，不久便产生带有黄色的黏稠状的乳汁。这便是初乳。

初乳中还含有很多防止婴儿患病的其他物质，如各种各样的酶，复合铁质蛋白。因此，作为母亲决不能轻而易举地放弃初乳喂养。如果因为种种原因，不能喂养母乳，也应该把宝贵的初乳哺育给宝宝。在新生儿吃到初乳前就喂其他乳类的"开奶前喂养"，对孩子是不

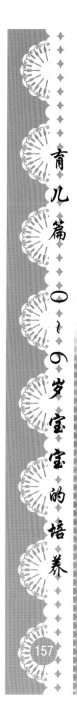

157

利的。

母乳喂养

母乳是母亲给予孩子最天然的、最理想的食物，它不但维护了食物与营养的均衡，并且吸食母乳还是增强婴儿免疫力及抵抗疾病的最佳方法，更是促进婴儿大脑和智力健康发育的保证。母乳喂养还可以减少女性乳腺、卵巢肿瘤及缺铁性贫血等疾病的发生率，是女性追求健康的体现。

1 母乳喂养的免疫学优势

以往对母乳喂养的宣传从营养学角度介绍相对较多，而从免疫学角度，从抗感染方面谈得相对较少。其实，我们更应该从免疫学角度来看看母乳喂养的优势。

实践证明，母乳喂养的婴幼儿上呼吸道感染和腹泻的发生率较人工哺乳婴幼儿的发生率明显减少。母乳不仅仅能供给婴幼儿丰富的营养，更重要的是，它还向婴幼儿提供抵御外来病原微生物侵袭的能力，这是人工喂养无法相比的。另外，还因为在人工哺乳中缺少上述免疫因素，加上人工喂养时需加热。这样一些活性物质会遭受破坏。因此，要广泛宣传，提倡母乳喂养。

2 母乳可以提高宝宝智商

妈妈的乳汁是保证宝宝健康的最佳食品，它可以增强免疫力，并有极丰富的营养。据最新研究，母乳甚至可以提高宝宝智商。研究发现，母乳中含有对脑发育有特别作用的牛磺酸——一种宝宝必需的氨基酸，其含量是牛奶的10～30倍。

同时母乳喂养过程本身也是对宝宝大脑的良性刺激，是开发宝宝感知、激发其人类独有的感情和高级神经中枢的综合活动，对促进宝宝智力发育的作用不可替代。

有研究表明，母乳喂养可以使孩子的智商提高8分。

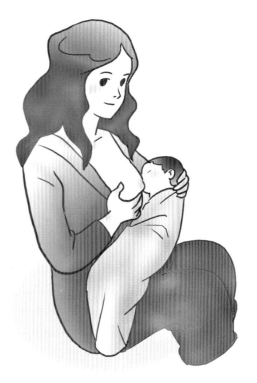

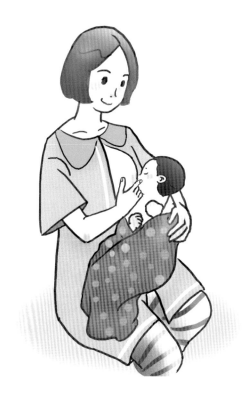

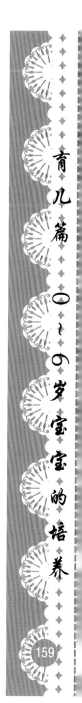

3 母乳喂养有助妈妈防癌

一项新的研究表明，对孩子母乳喂养的时间长短是影响妇女患乳腺癌发病概率的重要因素，甚至超过了遗传因素。这项研究发现，即使是患有乳腺癌家族病史的妇女，如果对自己的每个孩子喂养超过6个月以上，就可以降低5%的患乳腺癌的概率。专家们认为，这项发现有助于解释20世纪发达国家乳腺癌发病率大幅上升的现象。

应对母乳喂养婴儿消化不良现象

宝宝刚出生时，多数都是由妈妈的母乳来喂养的，如果母乳喂养的婴儿出现拉稀、有奶瓣的粪便等消化不良症状，怎么办？此时的母亲大可不必着急，首先要分清是感染性还是非感染性腹泻，感染性腹泻还应分清是细菌性还是病毒性腹泻。

病毒性和细菌性腹泻要在医生的指导下对症用药。非感染性腹泻可以饮食调理为：

1 禁食8~12小时

如果婴儿腹泻次数较多，且大便呈水样，此时，为使婴儿的肠胃道得到休息，最好禁食8~12小时（即停喂1~2次奶）。禁食并不是说完全不喂东西，在禁食期间可喂糖盐水（即在糖水中加少许食盐）。禁食后开始喂奶时的量也应比平时减少些。

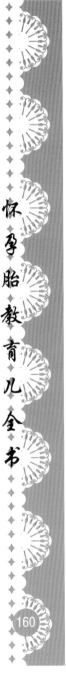
2 减少奶量

如果婴儿腹泻不是很严重，可以不用禁食，但是喂奶量要减少。喂奶间隔时间要相应缩短一些；同时可以减少奶量、加水冲稀。

3 逐渐恢复奶量

如果婴儿腹泻减轻，已进入恢复期的，此时喂奶量可逐渐增加，但不能加得太快，以免再次引起腹泻。一般完全恢复原有喂奶量最好要经过5～7天。如婴儿已到了该添加辅食的月龄（一般4个月后或6个月后），可在大便正常1周后，开始恢复添加辅食。

4 便后洗臀

婴儿每次排便后，母亲最好能用温水清洗婴儿的臀部，以防臀红发生。如已出现臀部发红、糜烂，应将糜烂发红部位暴露在空气中使之干燥，然后涂以20%鞣酸软膏或凡士林油。

母亲要注意观察婴儿大便的次数及性质，看含水分多还是少；小便的次数及尿量；呼吸的快慢、前囟门及眼窝有无凹陷（这是脱水的主要症状）；皮肤是否干燥、弹性高还是低；四肢末端是否发凉。这些症状都可帮助判断婴儿有无脱水、脱水是轻还是重。如果脱水明显，特别是伴有经口进食进水有困难的，应立即去医院。

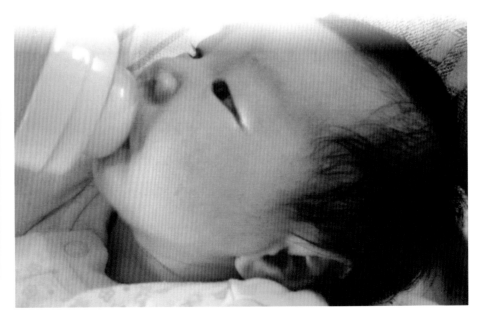

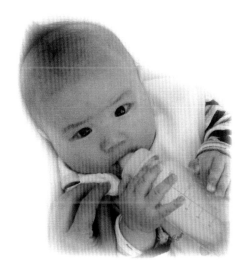

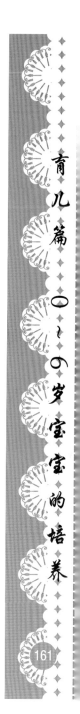

更多的选择。

那么面对琳琅满目的婴儿奶粉妈妈们如何做出选择呢?

原则一:适合的就是好的。

适合宝宝的奶粉是最好的奶粉。奶粉的价格再高,包装再精美,牌子再硬,都比不上宝宝吃得健康好。

适合宝宝的奶粉,首先是食后无便秘、无腹泻,体重和身高等指标正常增长,宝宝睡得香,食欲也正常。再就是宝宝无口气,眼屎少,无皮疹。

原则二:越接近母乳成分的越好。

目前市场上配方奶粉大都接近母乳成分,只是在个别成分和数量上有所不同。母乳中的蛋白质有27%是α-乳清蛋白,而牛奶中的α-乳清蛋白仅占全部蛋白质的4%。α-乳清蛋白能提供最接近母乳的氨基酸组合,提高蛋白质的生物利用度,降低蛋白质总量,从而有效减轻肾脏负担。同时,α-乳清蛋白还含有调节睡眠的神经递质,有助于婴儿睡眠,促进大脑发育。所以要首选α-乳清蛋白含量较接近母乳的配方奶粉。

原则三:根据宝宝年龄选择。

奶粉说明书上都有适合的月龄或年龄,可按需选择。

原则四:按宝宝的健康需要选择。

早产儿消化系统的发育较顺产儿差,可选早产儿奶粉,待体重发育至正

✑ 配方奶粉

母乳是宝宝最理想的食物,因为母乳不仅能够给宝宝提供充足的能量和身体生长发育所必需的营养物质,而且母乳中含有大量的免疫活性物质,能增强宝宝抵御疾病的能力和提高宝宝的体质。但由于各种原因不能进行母乳喂养或母乳不足时,妈妈们就需要考虑选择配方奶粉了。

婴儿配方奶粉于1915年问世以来,以母乳为标准不断改进,已经取得了一系列里程碑式的进展,如添加了适合宝宝生长所需的铁和重要的维生素;60∶40的乳清蛋白和乳酪蛋白比;添加了多种核苷酸和纯植物来源的DHA和AA等,使奶粉的品质有了很大提高。特别是富含α-乳清蛋白的婴儿配方奶粉的诞生。为母乳喂养失败的妈妈们提供了

161

常（大于2500千克）才可更换成婴儿配方奶粉；对缺乏乳糖酶的宝宝、患有慢性腹泻导致肠黏膜表层乳糖酶流失的宝宝、有哮喘和皮肤疾病的宝宝，可选择脱敏奶粉，又称为黄豆配方奶粉；急性或长期慢性腹泻或短肠症的宝宝，由于肠道黏膜受损，多种消化酶缺乏，可用水解蛋白配方奶粉；缺铁的孩子，可补充高铁奶粉。这些选择，最好应在临床营养医生指导下进行。

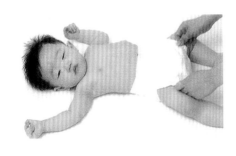

尿布的垫法

垫尿布的方法之所以曾经一度成为人们广泛议论的话题，是由于婴儿出生后3个月内常会发生后天性髋关节脱位的缘故。所以尿布应使双腿呈自然的姿势，在裹法上不要影响髋关节和膝盖的自由活动。尿布只垫在大腿部也就可以了。三角尿布虽然会使婴儿接近于自然的姿势，但若过紧的话，也会影响腿的自然运动。

冬季换尿布如房间较冷时，可把尿布放在电炉架上热一热，这样可减少婴

儿体温的散发。

排泄次数也因婴儿而异，不能一概而论。在雨天至少需要20组尿布，可准备25～30组尿布。但这也与婴儿的个性有关。

怎样给婴儿洗澡？

大多数婴儿都会喜欢洗澡。给婴儿洗澡时，要保证房间温暖。你可以蹲下来、坐着或站着给婴儿洗澡，但是要保证你自己的背不会感到疼痛。

在你准备替婴儿洗澡之前，你先要准备好婴儿澡盆、更衣垫子、婴儿洗澡毛巾、洗头时用的洗头毛巾、防水围裙、洗脸用的一碗温开水、棉花、婴儿皂液、换尿布的用品、婴儿爽身粉、干净衣服等必需用具。

首先，在澡盆里放进适量冷水，加上热水混合，用你的手腕检查水的温度，感到暖和便合适。装水约10厘米

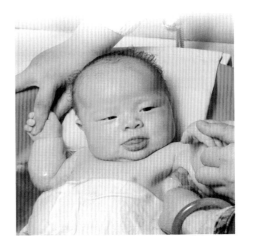

深，加入皂液。当然最好准备备用热水，以确保洗澡过程中保证水温处在合适的温度。

其次，将洗澡毛巾放在更衣垫子上，在上面替婴儿脱掉衣物，直到剩下尿布为止。为了防止婴儿从手中脱落，可将婴儿用浴巾裹紧。为了不让水灌进耳朵里，可用拇指和中指从后面把耳郭像盖盖儿似的按在耳孔上。

新生宝宝的脐带应该如何护理？

脐带是宝宝在子宫里吸收营养、维系生命的纽带，宝宝出生后要剪断脐带。在正常情况下，脐带在出生后3～7天脱落。但在脐带脱落前，脐部易成为细菌繁殖的温床。脐带结扎后留有脐血管断口，如果脐部感染，细菌及其毒素进入脐血管的断口处并进入血循环，就会引起菌血症。

新生儿免疫功能低下，菌血症会很快发展为败血症甚至脓毒血症。因此，脐带断端的护理是很重要的。具体怎样进行，下面为大家简单讲讲。

◆每天清洁小肚脐。

◆保持肚脐干爽。

◆不要让纸尿裤或衣服摩擦脐带残端。

需要注意的是，宝宝脐带脱落后的几天内仍需要有一定的护理。因为，有的宝宝脐带脱落后脐带表面还未完全被上皮细胞覆盖，新生的肉芽组织也会有液体渗出，每当这时脐窝内会有潮湿或米汤样的液体，需要用75%酒精擦拭，2～3天干燥后，就不需要什么护理了。另外，因脐窝是凹陷的，易存水，尤其是洗澡后应尽快擦干脐窝中的水，以保持脐窝的干燥。

新生儿护理保健有哪些要点？

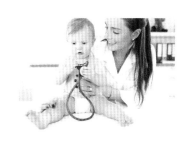

由于新生儿的适应能力不完善，易发生疾病，必须重视保健工作。

喂养

新生儿从皮肤、大小便中会失去大量水分，因此父母应注意补充新生儿水分。可于两次哺乳之间喂5%糖水。一般可在出生后6～8小时喂糖水，

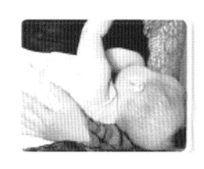

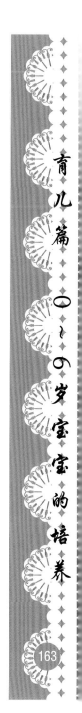

12小时开始哺乳，每次哺喂时间20～30分钟，间隔3～4小时，一昼夜可喂6～7次，对早产或体弱的新生儿，应每2小时哺喂1次。每次哺乳后应将婴儿抱起，轻轻拍背，使吞入胃的空气排出，以防吐奶。

2 新生儿黄疸

有50％的新生婴儿在出生3～4天后皮肤与巩膜会出现黄染，在7～10天后自然消失。新生儿血液中多的红细胞被破坏后产生大量胆红素，因新生儿肝功能不健全不能使间接胆红素变

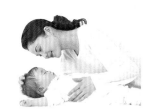

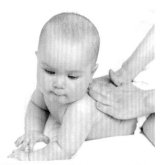

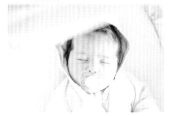

为直接胆红素从胆道排出，结果过多的胆红素集存在血液内，发生黄疸。若黄疸持续不退并加重，多为病理现象，应检查有无败血症、母婴血型不合等所致的溶血性黄疸、先天性胆道畸形或肝

炎等疾病。

3 眼及口腔

每日应检查眼及口腔。如发现眼有分泌物，可用0.25％氯霉素或其他眼药水点眼。如发现口腔有白膜，多为念珠菌感染引起的口腔炎，称"鹅口疮"，可用2％甲紫涂抹。

4 皮肤

新生儿皮肤薄嫩，易擦伤感染，必须保持清洁干燥。尿布应经常更换。出生后应立即用植物油或液状石蜡擦去胎脂，以防其分解脂肪酸后刺激皮肤，引起皮肤糜烂，特别是颈、四肢、腋下及腹股沟等屈曲处。以后每日应洗澡或擦澡1次，于皮肤皱褶处撒滑石粉少许。

5 脐带

脐带应每日检查，保持其干燥。脐带多在3～7天内会自然脱落。如脐部有分泌物，可用75％酒精消毒后撒上磺胺粉，再用消毒纱布包盖。如分泌物有臭味或脐轮周围发红有感染现象者，应积极做抗感染处理，防止发生败血症。

6 大小便

出生后第1天排出黑绿色胎便，哺乳后渐变黄色，糊状，每天3～4次，小便每天十数次。每次哺乳前应换尿布。注意大小便次数、性质，发生异常

怀孕胎教育儿全书

应即时处理。每次大便后应洗净臀部，涂以10%鞣酸软膏，以保护臀部皮肤。

7 体温

新生儿体温调节机能弱，易受环境温度影响，应每日测体温1次，低于30℃者，应予保温；高于38℃，应每小时测体温1次，并寻找发热原因，进行处理。夏季宜进行散热，多喂水，以防发生脱水热。

8 免疫

新生儿可从母体获得免疫球蛋白G，从而在出生后6个月内对麻疹、风疹、白喉等有免疫力，其自身主动免疫力则尚未充分发育。其巨噬细胞对抗原的识别力差，免疫反应不及时。由于体内缺乏免疫球蛋白A，故易患呼吸道及消化道感染，又因所产生的免疫球蛋白M有限及缺乏补体和备解素等，致其粒细胞对细菌，特别是对革兰阴性菌和真菌的杀伤力弱，故易引起败血症。在新生儿护理中，应注意避免不必要的接触，以预防感染。出生24小时后，需接种卡介苗、乙肝疫苗。

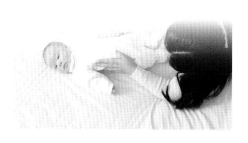

婴儿吐奶

有的婴儿出生1～2天，就有吐奶的现象，这是因为宝宝的胃呈水平位，容量小，连接食管处的贲门较宽，不容易关闭，连接小肠处的幽门较紧。婴儿吃奶时如果吸入空气较多，奶液容易倒流入口腔，引起吐奶。如果吐奶严重，往往影响婴儿对乳汁的"兴趣"，同时对乳房保健也是不利的。其实，只要注意哺乳方法，吐奶是完全可以避免的。

首先要采取合适的喂奶姿势，尽量抱起宝宝喂奶，让宝宝的身体处于45度左右的倾斜状态，胃里的奶液自然流入小肠，这样会比躺着喂奶要好，可减少吐奶的发生。

其次喂奶之后让婴儿简单地"消化"一下，把胃中的空气排出。可在哺乳后将婴儿竖直抱起靠在肩上，轻拍宝宝后背，让婴儿通过打嗝排出吸奶时一起吸入胃里的空气，再把宝宝放到床上，一般就不会出现吐奶的现象了。

感知觉训练

感知觉虽然是宝宝最初级的认知本领，但决不能忽视它的重要性。感知是宝宝所有认知活动的开端，人的认知过程如同一个信息的接收、编码、储存、提取和使用的过程，在这个过程中，信息的输入是第一个也是最基本

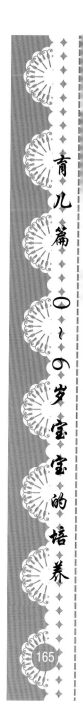

的环节，而人们接受信息就是靠感知觉来进行的。

感知觉虽然是较低级的认知活动，但没有感知觉，就谈不上记忆、思维、想象等高级的认知活动，也就是说，感知能力发展得越充分，记忆储存的知识经验就越丰富，思维和想象发展的空间和潜力也就越大。因此，从宝宝出生之日起，父母就应该通过多种手段促进宝宝各方面感知觉的发展，积极引导宝宝通过感知觉认识和探索周围的世界。

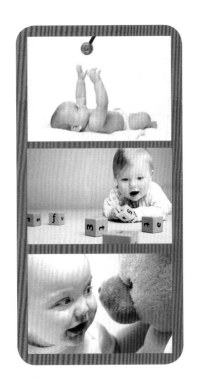

视觉训练

新生儿期的宝宝具有活跃的视觉能力，他们能够看到周围的东西，甚至能够记住复杂的图形，分辨不同人的脸形，喜欢看鲜艳动感的东西。训练宝宝的视觉能力应注意以下细节。

◆对视法。新生儿最喜欢看妈妈的脸。当妈妈注视他时，宝宝会专注地看着妈妈的脸，眼睛变得明亮，显得异常兴奋，有时甚至会手舞足蹈。个别宝宝在和妈妈眼神对视时，甚至会暂停吸吮，全神贯注凝视妈妈，这是人类最完美的情感交流，也是最基本的视觉能力训练。

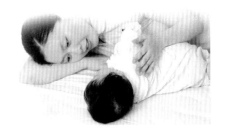

◆动态玩具法。让新生儿学习追视，新生儿喜欢左顾右盼，极少注意正前方的东西。这时爸爸妈妈可以慢慢拿些玩具在宝宝眼前移动，宝宝的眼睛与追视玩具的距离以10～20厘米为宜。训练追视玩具的时间不能过长，一般控制在每次1～2分钟，每天2～3次为宜，否则会引起宝宝的视觉疲劳。除了用玩具训练宝宝学习追视外，妈妈还可以用自己的脸引导宝宝进行追视，妈妈把脸一会儿移向左，一会儿移向右，让宝宝追着妈妈的脸看，不但可以训练左右转脸追视，还可以训练宝宝仰起脸向上方的追视，甚至环形追视，这样不仅锻炼了视觉能力，而且也使宝宝的颈部得到了锻炼。

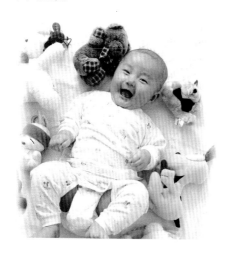

2 听觉训练

新生儿除了应给予丰富的视觉刺激外，还应接受丰富的听觉刺激。婴儿刚出生时，视觉和听觉"各司其职"，对婴儿进行视觉和听觉的训练，有助于感觉之间的"接通"，促进婴儿感知觉的发展。

促进婴儿听觉的音响玩具品种很多，如各种音乐盒、哗铃棒、摇铃、拨浪鼓、各种形状的吹塑捏响玩具、能拉响的手风琴及各种发出声响的悬挂玩具等。在婴儿清醒时，家长可在婴儿耳边轻轻摇动玩具，发出响声，引导婴儿转头寻找声源。除了用玩具训练婴儿的听觉外，平时在婴儿清醒时，妈妈要用亲切的语调和婴儿说话，逗婴儿发音，以促进婴儿听觉的发展。

3 触觉训练

"动作是智力大厦的砖瓦。"新生儿的动作，首先与神经功能的成熟有关，另外也依靠练习的促成。

神经系统的发育成熟有一定的先后顺序，所以其做的动作是先粗后细，俯卧仰坐这些动作，却代表他的"才能"。如神经系统达不到一定的成熟程度，就完成不了。反过来讲，动作本身又能促进神经功能的发育，更重要的是肌肉，关节活动本身的神经冲动传到大脑会促进脑的功能发育。

宝宝的触觉是他探索认识外界的重要途径，大人要充分利用这一特性。应用各种方法刺激宝宝的触觉，以促进心智的发展。

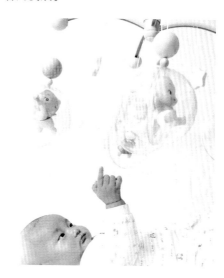

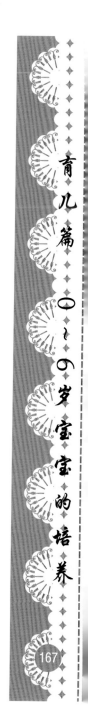

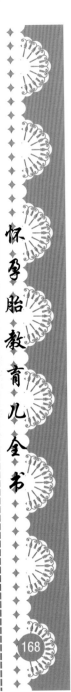

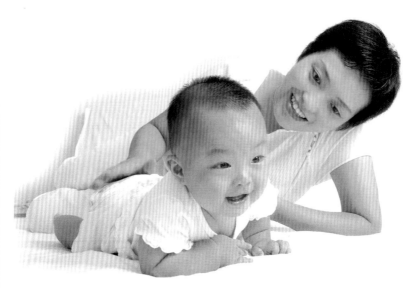

4 嗅觉训练

自然界和社会上的气味是很丰富的，厨房烹调各种菜肴的气味都不一样，鱼有鱼味，肉有肉味，芹菜有芹菜味，葱有葱味，都要让孩子去闻。香料味也是各种各样的，香水和雪花膏的香味都不一样。总之，要常常让孩子嗅一嗅各种各样的、无害的气味，以促进嗅觉的发展。

5 味觉训练

虽然新生儿只能吃奶，但是不论酸、甜、苦、辣、咸和各种怪味都应当让他尝尝，你可以用筷子蘸点各种菜汤给他尝尝，如辣椒汤、苦瓜汤、各种蔬菜汁等，这样，他的味觉就会丰富而灵敏，将来食欲强、不挑食、不偏食，还能积累许多有益的经验，对促进孩子认知的发展也是极有好处的。

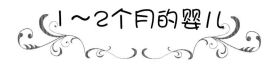

1~2个月的婴儿

婴儿的个性有哪些变化？

1~2个月的婴儿，进入了丰富的个性发展时期，每个婴儿都表现出了不同的个性，比如睡觉。有的婴儿白天睡觉睡得非常好，但是一到晚上睡上三五分钟就开始啼哭，彻底就白天和黑夜颠倒了。而有的孩子则相反，白天睡上几小觉，整晚也就醒一两次。

如果你留意观察婴儿的口腔，可以看到舌头的后半部覆盖着一层厚厚的白苔。有的老人会选择拿棉签擦拭，此举纯属多余，因为这种白苔会自然消失，使舌头变干净，完全没有必要治疗。

到孩子出生40~50天的时候，细心的妈妈会发现当给孩子换尿布时，婴儿的膝关节会发出响声，谨慎的妈妈可能会因此感到紧张，并猜想是不是膝关节脱位了？妈妈们请放心，这并不是膝关节脱位。这种声音会自行消失，不必管它。

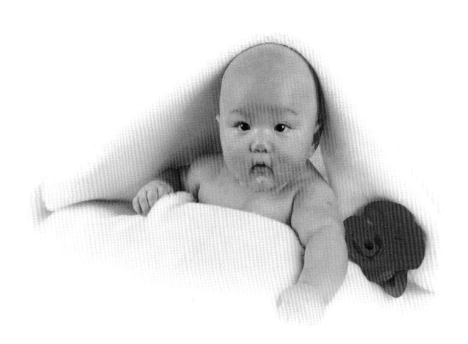

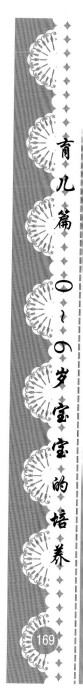

母乳喂养有哪些注意事项?

如果母乳很好,1~2个月的时期,一定是个太平时期,喂乳次数也会依婴儿的个性而稳定。

通常来说,每3小时喂奶一次,一天喂7次,上午6、9、12时;下午3、6、9时,夜间12时。每次喂70至150毫升。两次喂奶中间喂温开水45毫升或鲜橙子汁35毫升。水和橙汁可交替喂服。

这个月的婴儿由于其吮吸力大大加强,因而可能会吮伤乳头。所以,妈妈应该留心,注意不要让婴儿在一侧乳头上连续吮吸15分钟以上。另外。哺乳前应该把手洗干净,保持皮肤清洁,避免弄脏乳头,从而感染婴儿口腔。

用母乳喂养的,如果母乳很好,哺乳次数应逐渐稳定,只要每周体重能增加150~200克,说明喂养效果很理想;如果每周体重增加不足100克,说明母乳不足,此时宝宝会经常哭闹,需要增喂一次牛奶。每次加牛奶100毫升或者120毫升。总之,增加一次或是两次牛奶,都应根据宝宝体重来决定。

牛奶喂养有哪些注意事项?

用牛奶喂养时,最重要的是不要过量,以免加重消化器官的负担。一般的

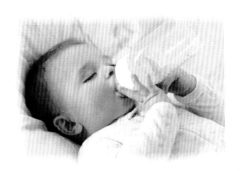

标准,出生时体重为3~4千克的宝宝,在1~2个月期间,每天以吃600~800毫升牛奶为宜,每天分7次吃,每次100~200毫升,如果每次能吃150~180毫升,最好也不超过250毫升,否则会加重肾脏、消化器官的负担。

如果吃完后好像不饱而啼哭时,可让宝宝喝30毫升左右加白糖的凉开水。

培养宝宝良好的睡眠习惯,需要注意什么?

现代医学发现,宝宝在睡眠中,体内会分泌出一定的生长激素,促使宝宝长得更高,而睡眠不好的宝宝,其身高一般低于同龄的宝宝。因此,为了不让宝宝在生长发育高峰期生长落后,妈妈们就一定要关注宝宝的睡眠。要培养孩子良好的睡眠习惯,具体需要注意一下这些问题。

◆睡姿正确与否,直接影响到生长发育和身体健康。

正确做法:经常为宝宝翻身,这次

睡觉左侧卧，下次就要平躺，再下次右侧卧，这样才能使宝宝头形长得匀称好看。吃奶后要注意侧卧不要仰卧，以免吐奶呛到气管。左右侧卧时，要当心不要把小儿耳郭压向前方，否则耳郭经常受折叠也易变形。俯卧时要千万注意不要造成宝宝窒息。

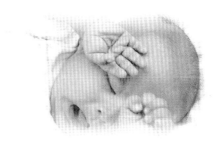

◆这个月龄的宝宝在吃奶时睡觉，很容易使乳汁误吸入气管和形成不良吮吸习惯。

正确做法：这个月的宝宝吃几口睡着了的事经常发生，这时妈妈可以用手轻轻捻捻宝宝的耳朵，让宝宝继续吃，直到吃饱。如果宝宝受到骚扰也不醒，就先安顿宝宝睡下，当宝宝醒了有吃乳要求时再喂。同时妈妈要掌握宝宝的睡眠规律，不要在宝宝想睡时喂奶。

◆宝宝的膀胱容量很小，夜间一般要尿二三次，但夜间叫醒宝宝，不利于宝宝的睡眠。吵醒了宝宝，宝宝哭闹不安，再次入睡需要较长时间。

正确做法：宝宝入睡前，不要让他喝太多的水。如果宝宝夜间睡不安稳，翻来覆去，就可能是宝宝有尿了，可以轻轻唤醒宝宝，为宝宝把尿。

◆宝宝身上除了与遗传、营养、锻炼诸因素有关外，还与生长激素的分泌有重要关系。生长激素是人下丘脑分泌的一种蛋白质，它能促进骨骼、肌肉、结缔组织和内脏的生长发育。生长激素分泌过少，极有可能造成身材矮小。而生长激素的分泌有其特定的节律，即在睡着后才能产生生长激素，深睡1小时以后逐渐进入高峰，一般在22时至凌晨1时为分泌的高峰期。如果睡得太晚，对于正在长身体的宝宝来说，身高就会受到影响。

正确做法：为了宝宝的健康成长，妈妈要让宝宝养成好习惯，即宝宝睡觉最迟不超过21时，一般以20时前睡觉最为适宜。这样，就不会错过生长激素的分泌高峰期。

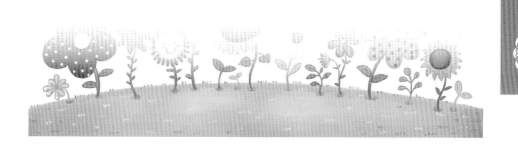

给宝宝剪指甲有哪些注意事项？

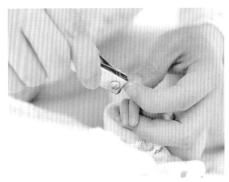

过了满月的宝宝生命力旺盛，不仅新陈代谢加快，而且手也非常喜欢到处乱抓，如果指甲很长，容易将自己的小脸抓破。另外，宝宝也爱常常把手放到嘴里，如果指甲里藏有污垢，就会把细菌带进嘴里而影响健康。同时，随着宝宝活动能力加强，开始喜欢蹬腿，如果脚指甲过长，蹬腿时常与裤子或被褥摩擦，容易撕裂脚指甲。因此，需要经常给宝宝剪指甲。

宝宝的指甲长得特别快，应每周剪指甲1次。宝宝的指甲细小薄嫩，应使用钝头的、前部呈弧形的小剪刀或指甲剪。选择修剪指甲的时间最好在宝宝不动的时候剪，可选择在喂奶过程中或是等宝宝 熟睡时。

剪指甲时一定要小心谨慎，要抓住宝宝的小手，避免因乱动而被剪刀弄伤。也不要使剪刀紧贴到指甲尖处，不可剪得太深，以防剪到指甲下的嫩肉，而剪伤宝宝的手指。剪好后检查一下指甲边缘处有无方角或尖刺，若有应修剪成圆弧形。

婴儿耳朵流黄液是怎么回事？

有些年轻的父母因宝宝的耳朵里有黄色液体流出，而抱着婴儿去医院看病或咨询，担心宝宝耳朵方面有疾病。这到底是怎么回事呢？其实人们的耳道皮肤有医学上称耵聍腺的腺体，这些耵聍腺分泌出来的东西叫耵聍，也就是大家常常说的"耳屎""耳残"。大多数人的耵聍是黄色黏稠物，干后形成"耳屎"。但少数人的耵聍是棕黄色黏液状的东西，不会自然干燥，多了就会从耳朵里流出来，这种现象通常和遗传有关，常常有家族史，不是中耳发炎，也不需要治疗。

那么怎样区分是中耳发炎流脓，还是正常的分泌物呢？一般情况下中耳炎起病时常伴有发热、食欲缺乏、耳部疼痛，且婴儿哭闹不止，还伴有上呼吸道感染症状，如咳嗽、流涕等。对那些耳朵里流出黄色黏稠物的婴儿，若大都食欲较好，不哭闹，拉一拉耳朵也没有耳朵痛等症状，即单纯发现耳朵流出黄色黏稠物而不伴有其他症状者，可视为正常现象，并非中耳炎所致。

婴儿湿疹的防治

婴儿1～2个月，是脸上和头上经常出现湿疹的时期。湿疹俗称胎毒，也叫胎癣或奶癣，是一种常见的新生儿和宝宝过敏性皮肤病。多发生于刚出生到2岁的宝宝。大多在头面部、颈背和四肢，出现米粒样大小的红色丘疹或斑疹。那么，婴儿得了湿疹，作为妈妈该怎么办？

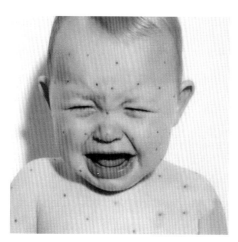

妈妈先不用担心，要清楚这是婴幼儿常见的皮肤病，大多数不影响宝宝饮食和睡眠，也不影响其发育，能自发消退，特别是出生1～2天的新生儿，在头部、躯干及四肢常出现大小不等的多形性斑丘疹，称为"新生儿红斑"，1～2天后自然消失。宝宝出现湿疹，妈妈首先要找出原因，对症治疗，合理喂养，精心护理。但当出现一直难以消退或者反复出现湿疹时，除注意宝宝的日常护理外，必要时给予药物处理及到医院就诊。

要重视加强宝宝手的灵活性

出生时婴儿手指屈肌呈紧张状态，即手总是握着拳，只有眼与手的动作取得协调之后，小儿才能有意识地运用双手，小儿手眼动作的协调是随着神经系统发育的成熟程度而逐渐发展起来的，手眼动作的协调能力标志着一个婴儿发育的成熟程度。虽然这个发展是一个缓慢的过程，但平时注意培养训练，手眼动作就能较快地协调起来。

根据婴儿手的各种动作发展规律，1～2个月时可以用细柄的拨浪鼓触碰婴儿的手掌，让他握紧。如此反复刺激婴儿的两个手掌，训练婴儿手掌的灵活性和力度。当然也可以用其他柔和一点的玩具代替拨浪鼓。

总之，父母要重视加强宝宝手的灵活性训练，要知道心灵才能手巧。反过来，手巧才能心灵。因此，父母要尽力训练婴儿的抓握动作，促进婴儿精细动作的发展，以促进小孩的智力开发。

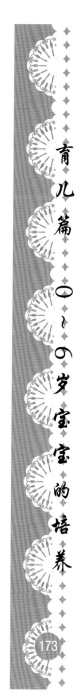

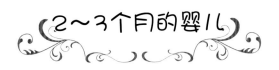

2~3个月的婴儿

婴儿的个性会发生哪些变化?

这个月的婴儿眼睛能看东西,手脚活动也越来越强。快到3个月时,能抓住玩具在手里握很长时间。

几乎所有3个月的婴儿都会把拇指或拳头放到嘴里吮吸。

情绪好时,独自发出某种声音的时候多起来。抱着上街时,婴儿会露出好奇的目光。虽然这个时期的婴儿体内仍留有从母体中获得的免疫力,不会发生麻疹或流行性腮腺炎。但仍可得百日咳,也可感染结核病,所以不要让婴儿接近咳嗽的孩子。

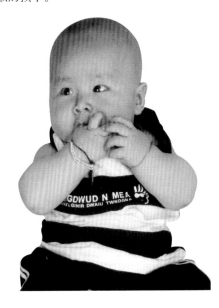

如果说2~3个月的婴儿有大病,那就是像先天性心脏病之类的疾病了。要说真正的大病,大概就是肠绞窄。如果婴儿突然疼痛哭闹时,就应该想到这种病(腹股沟疝气)。婴儿在2~3个月中,没有真正的疾病。因婴儿个性而产生的生理性疾病,用不着治疗。

母乳喂养时,有哪些注意事项?

宝宝到了2~3个月的时候,特别是第3个月,已经进入了脑细胞发育的第二个高峰期,同时也是身体各个方面发育生长的高峰期。这个时期,母乳对于宝宝来说太重要了,因此,要尽可能地给宝宝多吃母乳,不但要注意宝宝的吃奶量,而且还要注意母乳的质量。

此期喂奶时间可稍延长,每3个半小时喂一次,每日6次:上午6时、9时半;下午1时、4时半、8时,晚11时。每次喂奶75~100毫升。白天在两次喂奶中间加喂番茄汁、鲜橙汁。并与淡盐水、温开水交替喂服。每日加服浓缩鱼肝油2次,每次1滴。

为使宝宝有足够的营养,妈妈必须保证营养的摄入量,保证足够的睡眠和休息，这样才能有既营养又充沛的奶汁。否则，妈妈奶中营养成分不丰富，尽管宝宝吃得多，但营养少，会直接影响到宝宝的生长发育。另外，宝宝吃母乳时间的长短，也会影响其智力的发展。

如何安排哺乳时间才合理？

母乳所含的成分并非是一成不变的，而是随着婴儿的成长月龄不断变化的，一般15～30天后母乳进入分泌旺盛期，成分也由原来的有利于婴儿建立抵抗力、肌体迅速开始各种功能的富含抗体、脂肪少、蛋白质、矿物质多，变化到有利于婴儿肌体迅速生长的富含脂肪的乳汁，分泌量也由原来的每次18～45毫升、每日总量250～300毫升增加到每日500～800毫升，3个月后甚至可达1000毫升。

相应的，随着婴儿睡眠时间的延长和胃容量的增加，即每次摄入量的增加，婴儿出生56天之后可以逐步由每隔3小时哺喂1次变为每隔4小时哺喂1次，大致安排是上午8时、12时、下午4时、8时、夜间12时，共5次。这样的哺喂时间安排，可以让妈妈得到更好的休息，因而也会更有利于泌乳，对于身在职场的妈妈也相对有利，因为可以适当安排参与工作了。

如何给婴儿理发？

这个月龄的婴儿其颅骨还比较软，头皮柔嫩，理发不慎，极易擦破头皮发生感染。因此，最好在婴儿3个月后再开始理发。夏季，为避免婴儿头上生痱子，可适当理发。给婴儿理发的工具最好先用75%的酒精消毒，不要用剃头刀为婴儿剃头。因为剃头刀会在皮肤上留下肉眼看不到的伤痕。

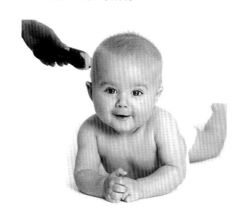

不要给婴儿剃和尚头，即使头发稀些，也比受伤好。况且，剃了头，头发就会长得多的说法，并不可靠。

腹泻与便秘

2～3个月的婴儿，大便次数多，或者大便中夹杂住小疙瘩或黏液等时，并不是患了可怕的疾病。因此，只吃母乳的婴儿，在这个月龄中既不会患疾病，也不会患病毒性"冬季腹泻"。用母乳喂养的婴儿进入2个月后，出现"腹泻便"，首先应想到是否是母乳分泌量增

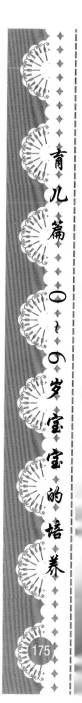

加，使婴儿的食用量增大所致。如果以前平均5天增加150克，而现在却增加200克，就是由以上原因所致。可在喂奶前让婴儿喝点白开水，母乳食用量就会减少，大便次数相应减少。

手足训练

手足运动对刺激大脑发育非常重要，因此不要将孩子的手包起来。这个月的孩子开始认识自己的小手，会时常凝视着自己的手，这时妈妈要告诉宝宝，这是他的小手，可以用来吃饭、写字、玩玩具等。让孩子拿带把儿能晃出声响的玩具。这时孩子还不能握住玩具。要不厌其烦一遍遍把玩具递到孩子的手中。

视觉训练

这个月以内宝宝的最佳注视距离是20～25厘米，太远或太近虽然也可以看到，但不能看清楚。因此，在锻炼宝宝对静物的注视时，最有效的就是妈妈抱起宝宝。让他观看墙上的画片，桌子上的鲜花，鲜艳洁净的苹果、梨、香蕉等摆件和食品。

另外，妈妈对宝宝说话时，眼睛要注视着宝宝。这样，宝宝也会一直看着妈妈，这既是一种注视力的锻炼，也是母子间无声的交流。

听觉训练

对于宝宝来说，听觉是智能里最基础的因素。1个月之后的宝宝不仅具备了观看东西的能力，而且双耳的敏感度也较刚出生时有了一个飞跃。到了2个月的时候很快就会对更多的事情感兴趣，许多宝宝都会注意到居家生活中的细节，如家人的脚步声、开门声、吸尘器的响声、茶壶煮开的哨音、水流声、碗碟磕碰声、撕纸声或风铃声，以及窗外的人声、车声等。这些细微却生动的背景音效，不仅可以用来锻炼宝宝的听觉，而且还可以帮宝宝认识周围的事物。

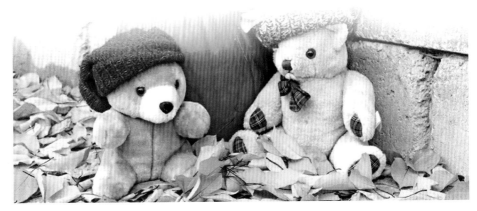

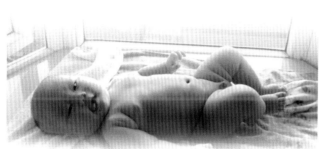

3～4个月的婴儿

婴儿的个性会发生哪些变化？

进入这个月龄的婴儿，其身体的活动比上个月更加频繁，眼睛和耳朵的功能与手脚的运动能够逐渐开始协调了。头部能逐渐挺直，躯干肌肉功能也加强了。快到4个月时，婴儿手脚的活动已相当自由，有的会把抓到手的毛巾放到嘴里吮吸，或者自己用两手扶着奶瓶。当让婴儿完全支撑全身站在母亲的膝盖上时，有的婴儿会屈伸膝盖蹬跳。这种运动存在个体差别，有的婴儿到6个月还一点儿也做不了，但站立和走路却与其他婴儿相同。

这个月的婴儿，应经常带到室外进行室外空气浴。至于可接受多大程度的直射阳光，可因季节而定，但每天至少应进行两个小时的室外空气浴。冬天也应尽量让婴儿呼吸到室外空气。

婴儿到了4个月，没有应该吃什么和吃多少的规定。这个时期可以教婴儿练习用匙进食了。

在3～4个月里，各种预防接种就开始了。一定要按时进行预防接种。

到了这个月，以前湿疹严重的婴儿，其症状会稍有好转。

如何让宝宝学会舔食？

让宝宝学会用勺舔食，为下个月喂辅食做准备。在初学时，让宝宝用吸吮的姿势吞食勺中的食物。多次练习后，宝宝一见到勺子就会张口，用舌头舔食勺中的食物，吞咽时舌头不再将食物顶出。

宝宝喜欢吃香蕉泥或苹果泥，学会用舌头舔食后，这些食物不会从口角流出，能较顺利地咽下。宝宝最喜欢吃的常常是他第一种记认的食物。如在喂香蕉前先让他看完整的香蕉，以后宝宝再看到香蕉时会表现兴奋，告诉他"这是香

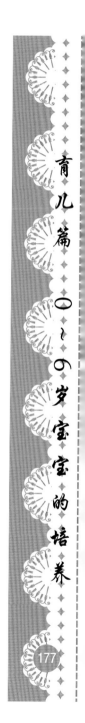

177

蕉"，让他记认食物。

如何添加蛋黄？

婴儿出生3～4个月后，体内贮存的铁已基本耗尽，仅喂母乳或牛奶已满足不了婴儿生长发育的需要。因此需要添加一些含铁丰富的食物。鸡蛋黄是比较理想的食品之一，它不仅含铁多，还含有小儿需要的其他各种营养素，比较容易消化，添加起来也十分方便。

一般可采用下面几种方法给孩子添加蛋黄。

◆取熟鸡蛋黄1/4～1/2个，用小勺碾碎，直接加入煮沸的牛奶中，反复搅拌。牛奶稍凉后喂哺婴儿。

◆取1/4～1/2个生鸡蛋黄加入牛奶和肉汤各一大勺、混合均匀后，用小火蒸至凝固，稍后用小勺喂给婴儿。

如何预防佝偻病？

维生素D缺乏引起的婴幼儿佝偻病是一种多发病，以3～18个月小儿为常见。北方多于南方，冬春季多于秋季。

佝偻病的早期，由于血钙降低，非特异性神经兴奋性增高，表现为易激惹、夜惊、夜哭、多汗、烦躁、食欲减退，部分婴儿可有低钙性手足搐搦、喉痉挛甚或惊厥。此时可稍现枕秃、颅骨软化及肋串珠改变。

佝偻病严重时，不仅会发生骨骼畸形，还会有生长发育停滞，贫血，免疫抗病力下降，患病迁延不愈，病死率高。此外，智能发展通常落后于同龄正常儿。

在这个月龄的婴儿，容易出现佝偻病，因此要尽早预防。

新生儿出生后两周起即可添加维生素D，每日400国际单位（用浓维生素AD滴剂时，按每克30滴计，两天共5滴即够），直至婴儿18个月。对低出生体重儿可于生后一周开始添加维生素D，每日800国际单位，直至两岁为止。如食物中钙含量不足或婴儿为低出生体重儿，则可口服钙片以补充摄入量的不足，按元素钙剂量每日200毫克即可。鉴于各种钙类制剂的吸收率一般在30%，因此作为长期添加的营养素，碳酸钙制剂可供选用，它含钙率高、来源充裕、经济、安全、实用。

大小便的注意事项

这个月训练宝宝尿便还为时太早。

喜欢让妈妈把尿的，也可以把一把。但如果宝宝不喜欢，一把就打挺，或越把越不尿，放下就尿，妈妈就不要非把不可。伤害了宝宝的自尊心，到了该训练的月龄也训练不了了。同样，有的宝宝大便每天1~2次，也可以根据每天大便时间把一把。注意：不要长时间把宝宝大便，如果长时间让宝宝肛门控着，会增加脱肛的危险。可能别人家的宝宝已经能够把尿便了，已经很少洗尿布了，已经很节省一次性尿布了等等，不要着急，也不必比较，这没有什么实际意义。

多带婴儿到户外活动

婴儿接近4个月时，婴儿头部就能完全挺立了，只要扶起头部就能立住，因而可以抱着婴儿或让婴儿躺在儿童车里外出了。由于婴儿本身对周围事物的关心日益增加，就愿意到室外去。这就为锻炼婴儿的身体提供了机会。如果可能的话，每天最好在室外待上3个小时。

带着婴儿散步，不能像马拉松长跑"运动员"那样不吭声，婴儿发现新鲜事物时，要把那个事物的名称告诉他。

在这种反复地熏陶中，婴儿就能学会日常用语了。由于父母和婴儿的感情是相通的，尽管婴儿还不能说话，但是，一般的母亲正是通过给婴儿说许多话，在无意中教会了婴儿说话。

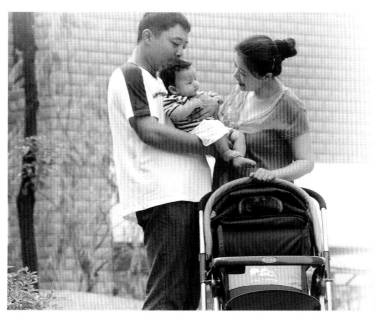

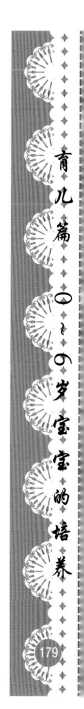

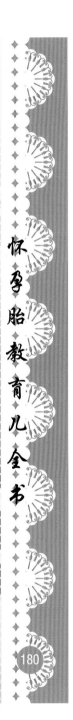

婴儿长牙时应该如何护理?

出牙较早的婴儿在出生4个月后开始长牙。为使婴儿长出一口健康整齐的乳牙，在乳牙萌发时适当地护理至关重要，也就是婴儿出生3～4个月间，父母就要做好护理。

乳牙萌发时，婴儿的牙床先开始红肿，有充血现象，极易引起牙床发痒，喜欢吮手指、咬奶头、咬玩具、流口水，当乳牙突破牙床，牙尖冒出后，牙渐渐变白，这标志乳牙已生成。一般婴儿长牙无异常现象，某些孩子会有低热、睡眠不安、流口水及轻微腹泻。这时多给孩子喂些开水，以达到清洁口腔的目的，并及时给婴儿擦干口水，以防下颌部淹红。可给孩子一些烤馒头片、饼干、苹果片等食品提供磨牙，预防牙痒，又可促进乳牙生长。

出牙时不要让婴儿吸空橡皮奶头，长时间吸吮会造成牙齿前凸，影响咀嚼能力和面容的美观。在长牙时要补充一些高蛋白、高钙、易消化的食物，以促进牙齿健康生长。

如何防治婴儿斜视?

斜视是指左右两眼的视线不能同时落在同一物体上，俗称"对鸡眼"，分单眼斜视和双眼斜视；有内斜视，也有外斜视。因为婴儿在3个月过后才能清楚地注视某一点，所以到了这个时期才能发现婴儿是不是斜视。正常的婴儿有时在睡觉之前有困意的时候也会出现斜视，而平时是正常的。这种正常婴儿的斜视到了4～6个月时就会消失。

斜视发生的原因，目前还不十分清楚。可能的原因：首先是大脑中枢使两眼成像一致的力量较弱；其次是某一侧的眼睛视力差；最后是移动眼球的肌肉出现异常等。

斜视对小孩的健康是一个潜在的威胁，因此要尽早预防。

一旦发现宝宝斜视，可在其斜视的相反方向摆设易引起宝宝注目的玩具或显眼的物品，你还可以把这些东西拿在手上，不断地摇晃逗引他，迫使他的眼球向相反方向转动。

斜视若很严重，应尽早将宝宝送到眼科医生那里检查，配戴合适的矫正眼镜，年龄较大的宝宝需做手术矫治。

如何用音乐促进婴儿的大脑发育？

人脑分左右两个半球，之间由2亿条神经纤维组成的胼胝体沟通，大脑两半球信息相通，协同作用。大脑两半球是交叉支配全身的，即左半球支配右侧身体的活动；右半球支配左侧身体的活动。两半球的功能各有分工，相互补充，人左脑半球的功能包括抽象思维、意识、语言等重要生理功能；人的右脑半球负责形象思维、知觉、直觉活动，包括音乐、绘画等。

人在婴儿时期，脑细胞就对声音有记忆，所以要从小让婴儿接触音乐，常重复让宝宝听多种不同的音乐。妈妈给予宝宝充满不同音乐的环境，就等于让宝宝储存能量，等到长大会显现出当时储存的能力。

音乐教育有其独特的美育感化作用。最新研究成果表明，音乐对婴儿的智力有深远的影响，尤其对婴儿右脑的开发有着明显的效果。音乐的内涵是极其丰富的，优美悦耳的音乐能使宝宝精神愉快，情感丰富，性格开朗。经常为婴儿哼唱或播放轻快有节奏曲调的儿歌、民歌、催眠曲，让其生活在热情、充满音乐的环境里，对右脑开发、培养创造能力都大有裨益。

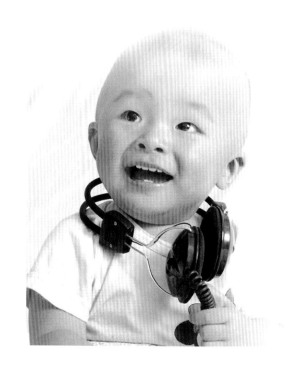

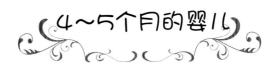

4～5个月的婴儿

婴儿的个性会发生哪些变化？

婴儿出生后4～5个月时，婴儿的喜、怒、哀、乐更喜形于色了。个性安静和爱哭闹的婴儿，其差别是越来越大。

婴儿进入这个月龄，多数母亲都已对自己宝宝的吃奶情况有了基本的了解。有的母亲发现即便按奶粉包装上标明的标准量喝奶，可婴儿每次总是剩下20～30毫升，这时母亲已经"死心"，认定自己的宝宝属于吃奶不多的婴儿。同样，也有些能喝下标准奶量婴儿的母亲，因为担心婴儿吃不饱，又潜意识里认为婴儿越胖越好，因而每次喂奶时喂250毫升，这种做法对婴儿是非常不利

的，很容易导致婴儿肥胖，而肥胖对婴儿健康是非常不利的。这个月的婴儿应调节喝奶量，使体重增加每天不要超过30克。一般喜欢吃奶的婴儿也会喜欢吃代乳食品。如果在加代乳食品的同时仍能喝完标准的奶量，体重增加就很难控制在30克以下。因此母亲一定要控制好这个量。

应该在什么时候给婴儿添加辅食？

通常来说，婴儿在4个月前如果母乳充足的话，完全可以不用添加任何辅食，不用怕母乳营养不够或量不足而给婴儿添喂牛奶果汁或其他婴儿食品，母乳是最好的、最全面的婴儿营养食品，母乳分泌量会随婴儿生长的需要而调整，可以充分满足婴儿所需而不会欠缺，大部分妈妈甚至可以满足双胞胎婴儿或哺喂另一个婴儿所需的乳汁，因为需要量增大，母乳分泌也会相应增加。

4个月后婴儿由于

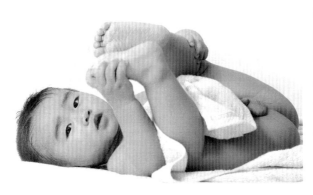

生长迅速，需要摄入的量会增加，而且此时他的肠胃已经发育到可以适应消化母乳以外的其他食物，所以可以逐渐添加果菜汁、米粉糊、蛋黄等。

当您发现自己的宝宝体重如果不再增加，或者增加很少，吃完奶后还意犹未尽，这就是宝宝在行为上和生理上发出需要辅食的信号。那么您就不要吝啬给宝宝添加辅食。

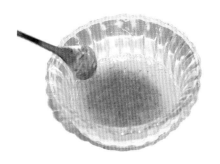

在这个阶段添加辅食，可让宝宝的成长迈上一个新台阶，接触新的口感和味道之时。刺激宝宝学习在嘴里移动食物。

此外，给此阶段的宝宝添加固体食物的另一个重要原因是：宝宝从母体内带来的铁和DHA已开始逐渐减少，需要从饮食中得到补充。

添加辅食有哪些原则？

随着婴儿的长大，婴儿体重增加，对能量及各种营养素的需求增加。但母乳分泌量不能随之增加，所以单靠乳类已不能完全满足婴儿的营养需要。这个

月龄的婴儿体内铁的储备也已大部分被利用，而乳类本身缺乏铁质，需要及时从食物中补充，否则，婴儿易发生营养不良性贫血。因此，在继续用母乳的同时，逐步添加辅助食品是十分必要的。

首先，母乳喂养的婴幼儿应在4个月以后添加铁质强化食物，如强化米粉等。

其次，不能进行母乳喂养或是断了母乳的婴幼儿，建议用配方奶粉喂养。

再次，要注意添加含铁质多的食物，如肉末、肝泥等。

最后，要及时补充蔬菜水果，因为蔬菜水果中的维生素C能促进食物中铁的吸收。当然也可以找医生给配一些适合婴儿服用的含强化铁的补剂，但两者之间，食补总比药补好，所以妈妈要首选食补。

补充铁能使宝宝髓磷脂合成加快，促进神经系统发育。铁存于大脑边缘叶的记忆区，补铁可促进宝宝的学习和记忆。

倒　睫

宝宝在出生4个月左右时，爸爸妈妈常会在睡醒觉或早晨起床后，发现宝宝眼角或外眼角沾有眼屎，而且眼睛里泪汪汪的。仔细一看还可能发现，宝宝下眼睑的睫毛倒向眼内，触到了眼球。这种现象叫倒睫。

当你的宝宝发生了倒睫，怎么办呢？

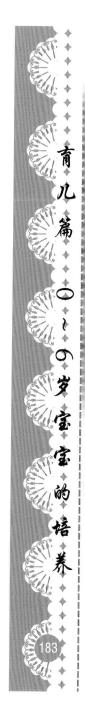

首先，妈妈每次给婴儿喂奶时，用大拇指从婴儿鼻根部向下向外轻轻按摩下眼皮，使下眼皮有轻度的外翻，让睫毛离开眼珠。每次按摩5~10分钟，按摩的次数多了，向里倒的睫毛会慢慢矫正过来。

其次，用橡皮膏粘住倒睫的下眼皮，向下拉一下，使下眼皮处于轻度的外翻状态，固定在面颊部，两三天换一次橡皮膏，用这种方法五六次轻的倒睫便能矫正过来。

为什么要让宝宝多照镜子？

受一些传统观念的影响，不少人以为让宝宝照镜子会吓着宝宝。其实，照镜子对增强宝宝的观察力、模仿力以及与人友好相处的社交能力都是很有好处的。

4~5个月的宝宝，不再只注意自己，也不再只是吃饱了就睡，而是开始关心周围的物体和发生的事情。

多让婴儿照镜子可促进婴儿自我意识的发展，妈妈可抱着婴儿让他面对着一面大镜子，敲敲镜子，叫他看镜里面的自己。婴儿看到镜里的人会感到很惊奇，他会注视着前面的镜子。妈妈对着镜子笑，婴儿看着镜子里有他熟悉的妈妈的面孔，他会感到愉快，也会对镜子里的自己影像感兴趣，并用手去拍打镜中的自己。经常让婴儿照镜子，让他摸摸镜中自己的脸、妈妈的脸，教他说"这是宝宝，这是妈妈"。随着月龄的增长，宝宝逐渐会对镜中人表现出友好和探索的倾向，渐渐认识到镜中的妈妈和镜中的自己，对自我意识的萌芽有重要意义。

自我意识的发展是大脑成熟的标志，积极的自我意识表现使宝宝有较多的自我认识的能力和自我价值感，自信心强，独立性强。对避免或减少小儿的社交退缩行为均有好处。

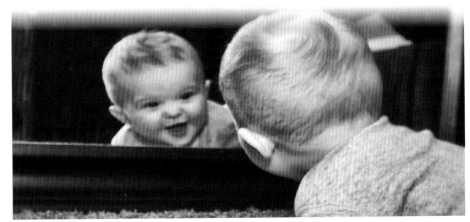

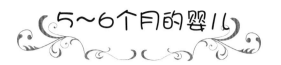

5～6个月的婴儿

婴儿的个性会发生哪些变化?

婴儿进入这个月龄，其身体的各个部位更加灵活了，妈妈一抱起他，他就会抓母亲的鼻子，见到玩具就会伸手去抓。拿在手里的东西，不是使劲摇就是放到嘴里吮吸。

小手小脚的力气也大了，常常能将盖着的被子一脚蹬开。将孩子抱到腿上小家伙能稍微站一会儿，并一蹦一跳地跳着。遇到心情不痛快时，就会打挺。身体发育快的婴儿在夏天衣服穿得少时，就能自由翻身了。

这个月龄的婴儿，对周围的世界的认识能力又有所提高。当玩具掉到地上时，婴儿会用眼睛去寻找。见到妈妈时就会笑。看到陌生人时，个性安静的小孩会哭。不管婴儿表现如何，都是由婴儿自己的天性决定的，在这一阶段，父母的教育还不会有什么明显的结果。

随着婴儿对世界求知欲的迅速发展，作为父母，应该针对婴儿的这些个性特征，带婴儿多参加一些户外活动，让婴儿多看、多接触事物。

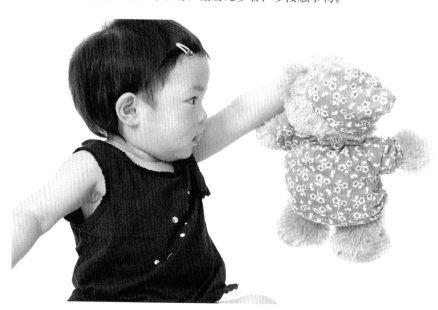

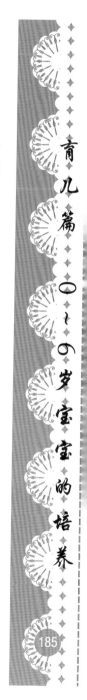

185

咳 嗽

常言道，十个宝宝九个咳！因为宝宝的呼吸道还很脆弱、发育也不完善。所以一有什么风吹草动，宝宝往往就会出现呼吸系统的疾病。从医学的角度讲，宝宝的咳嗽是为了排出呼吸道分泌物或异物而发生的一种机体防御反射动作。也就是说，咳嗽是宝宝的一种保护性生理现象。但是如果咳嗽得过于剧烈，影响了饮食、睡眠和休息，那么它就失去了保护宝宝的意义了。

刚出生的宝宝就出现了咳嗽，应该小心吸入性肺炎、肺脏先天发育异常等疾病。年龄较大的儿童咳嗽一般多见于呼吸道感染。

如果宝宝早晨起来咳嗽，多半是慢性疾病，诸如上呼吸道的慢性炎症、慢性支气管。如果宝宝是在夜间咳嗽，那有可能是百日咳、急性痉挛性喉炎等疾病。

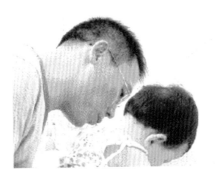

无论怎么样，宝宝咳嗽时都不会很舒服，所以妈妈应该及时带宝宝到正规的医疗机构就诊。

6个月的婴儿应该学什么呢？

新生儿成长很快，一天一个样，越来越可爱，通常父母把小宝宝当成玩具一样来欣赏爱抚，从而错过最佳的教育时期。

科学研究发现，婴儿的头部发育很快，正常情况下，最初6个月内，其头围可增加1/4左右，脑重量翻一番，从出生时的350～400克，半岁时就增加到700～800克！可以说这一时期是大脑发育最重要的阶段。

6个月的婴儿应该学什么呢？应该怎样学呢？

1 语言上的学习

家长要抓住时机与宝宝进行对话互动，在孩子表现得愉快时，引导孩子叫出ma—ma、ba—ba等。如果宝宝模仿得清晰准确，应该及时以笑语或亲吻表示鼓励。

2 行为上的专心

对婴儿学习活动的时间要有意识、有计划地逐渐延长，切忌学一下马上去玩一下，玩不到一会儿，

怀孕胎教育儿全书

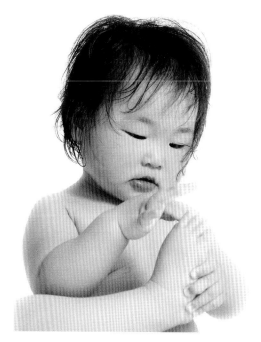

又学一点，然后又去玩。这样会使婴儿分心，不能专注地做好一件事。

3 练习运动独坐

半岁的宝宝可以开始坐起来了。父母先帮助婴儿靠着坐起，然后一点点地减少支撑点，最后撤去一切外力的支撑，使其学会独自坐稳，并慢慢加长独坐的时间。有时婴儿自己歪倒，要让他自己去努力翻动，必要时再帮扶宝宝坐起来。这能促使其养成一定的独立性。

4 自信心的培养

经常在宝宝的周围多放些不同的玩具，让他自己选择。在发现他最喜欢的玩具后，故意放得离宝宝远一点的地方，逗引他自己爬动伸手去抓取。长此以往，孩子的自信心会一天天地建立起来。

5 扩大人际交往

父母要积极地用丰富的语调、口气与孩子交流，逗孩子欢笑。除了父母之外，还要让宝宝接触其他亲人和陌生人，这样培养的孩子性格就会开朗阳光、包容坦荡。

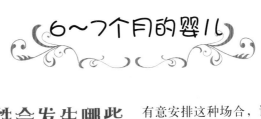

婴儿的个性会发生哪些变化？

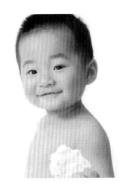

进入这个月龄的婴儿表情越来越丰富，高兴眉开眼笑；不高兴时，吭吭唧唧的，发火时龇牙咧嘴。到这个月，有经验的妈妈能通过宝宝的表情判断是要吃还是要拉尿。会通过眼神，判断宝宝是否要睡觉了。宝宝发音也多了起来，会发出ma—ma、ba—ba、nai—nai、da—da等一些单音。

宝宝与母亲的联系一天天加强了，宝宝更依恋妈妈，看不到妈妈就会不安，甚至哭闹；看到妈妈就会手舞足蹈，欢天喜地，有时会做出类似鼓掌欢迎的动作。妈妈会被宝宝的表现所感染，会急不可待地奔向宝宝，抱起宝宝。母子之间、父子之间这种情感互动，对婴儿身体、心理健康发展有着极其重要的作用。如果是全职妈妈，也要

有意安排这种场合，让婴儿感受短暂分离后重逢的喜悦。每天，妈妈抱着宝宝一起迎接爸爸的到来，会使婴儿感受到和妈妈共同分享快乐的喜悦，使宝宝心理更加健康，从小体会到共同的快乐。

为什么要补充含锌的食物？

6个月内宝宝的免疫力主要来源于母乳，6个月后母乳为宝宝提供免疫力显得有些力不从心，从辅食中获得免疫力，对宝宝来说很必要，它会使宝宝的免疫系统更完善。

锌是人体内很多重要酶的构成成分，对生命活动有催化作用，促进宝宝生长发育与机体组织再生，并帮助宝宝提高自身免疫力，并参与维生素A的代谢。锌有"生命的火花"与"婚姻和谐素"之称。

人体正常含锌量为2～3克。绝大部分组织中都有极微量的锌分布，其中肝脏、肌肉和骨骼中含量较高。锌是体内数十种酶的主要成分。锌还与大脑发育和智力有关。

下面为大家提供一些含锌量较高的食物，以供参考。

怀孕胎教育儿全书

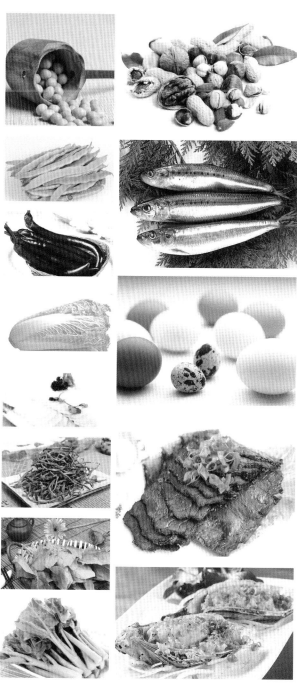

含锌较高的蔬菜：黄豆、扁豆、茄子、大白菜、白萝卜、金针菇、菠菜、芥蓝、茴香。

含锌较高的坚果：核桃、花生。

水果中以苹果的含锌量为最高，另外，牡蛎、牛肉、动物肝脏、蛋、鱼中也有较高的锌量。

为宝宝添加哪些断奶食物？

对爸爸妈妈来说，应该给6～7个月的宝宝加用断奶饮食了。对宝宝来说，断奶饮食是全新的食物，所以开始时很难适应，因此，这就需要爸爸妈妈既要使断奶饮食合乎宝宝的口味，又要掌握一定的喂食技巧，使宝宝的断奶能够顺利。

从营养的补给上来说，宝宝也到了本能地要求这类食品的时期。首先，断奶食品要从稀的食物开始。断奶的初期阶段是宝宝练习吞咽食物的阶段，所以要从稀的食物开始，味道不要太浓，温度也要用心调节。

适合这个时期的断奶食品有粥、弄碎的面条、切碎的蔬菜、豆腐、瘦肉、鸡蛋黄等。鱼、虾、蟹等可能引起过敏性反应的食物，应视宝宝的身体状况来决定是否喂食。

为什么要补充维生素A?

缺乏维生素A的宝宝，容易得夜盲症等眼部病变，还容易导致免疫力下降，易引发呼吸系统炎症，不利于宝宝的生长发育。

在宝宝的食谱中，添加一些富含或能够转化为维生素A的食物。如富含胡萝卜素的绿色蔬菜、胡萝卜、西红柿、红心白薯、玉米和橘子等，虽然植物性食物中不含有维生素A，但植物性食物中却含有丰富的胡萝卜素，它可在人体内转化成维生素A。

流口水有什么应对方法?

流口水医学上称为流涎或唾液增多。引起流涎的原因很多。一般6个月至3岁流口水较常见，大部分是正常现象。

这是由于饮食转变，刺激神经引起唾液分泌增加，才开始发生流口水现象。

婴儿口腔浅，不会调节口腔内过多的液体，因而就会发生流口水现象。随着年龄的增长，牙齿萌出，口腔深度增加，婴幼儿逐渐学会用吞咽来调节过多的液体，这种流口水现象逐渐消失。以上流口水现象是正常的。

但有的小儿流口水同时哭闹不安，拒食，进食时哭闹加重或伴有发热现

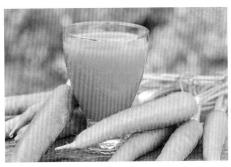

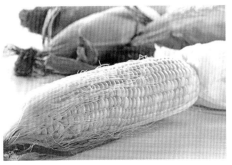

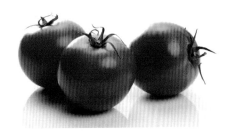

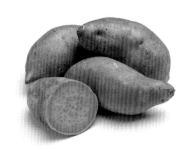

象。这时应仔细检查一下口腔黏膜及舌尖部、颊部有无溃疡。溃疡可引起疼痛及唾液分泌增加以致流口水，应尽早治疗溃疡。

有的流口水是由脑炎后遗症、面部神经功能不良及呆小病而致调节唾液分泌功能、吞咽功能失调而引起的，则应去医院明确诊断进行治疗。

耳朵进异物，应采取什么措施？

有时一些小昆虫会飞进宝宝的耳朵里，或是宝宝自己有意无意将一些小东西塞进耳道里。如果未能及时发现处理，很容易引起外耳道炎，甚至损伤鼓膜，影响听力。当得知宝宝耳道里有异物存在时，家长必须尽快采取措施。

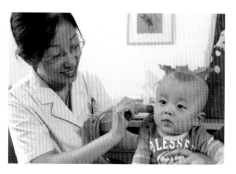

1 准备油质液体

如果是小昆虫进入耳朵内，可滴入橄榄油、甘油、婴儿油、麻油等油质液体驱使小昆虫爬出。

2 照明法

也可以手电筒、台灯等照明用品，往耳朵内照射以驱使蚊虫爬出。

3 切勿掏挖耳朵

如果是其他硬物进入耳朵，则千万不要用尖锐物去掏挖耳朵。掏挖极易把异物更推入耳内，更可能伤及耳膜。

4 尽快送医

将宝宝患耳朝下，尽速送至医院耳鼻喉科请医师治疗。

如果异物很难取出，包括小昆虫没有飞出来，切不可鲁莽强取，以免伤及宝宝的耳道和鼓膜，特别是宝宝已经出现耳痛症状，应赶快带宝宝去医院耳科进行处理。

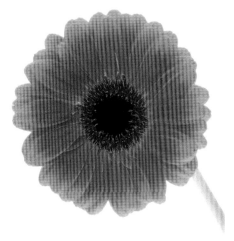

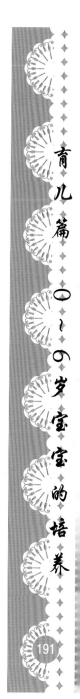

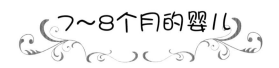
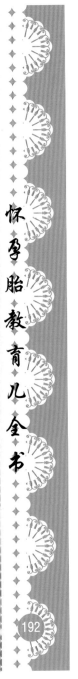

怀孕胎教育儿全书

192

婴儿的个性会发生哪些变化?

婴儿到7个月时多半会坐,但坐的时间不同。如果你把他摆成坐直的姿势,他将不需要用手支持而仍然可以保持坐姿。孩子从卧位发展到坐位是动作发育的一大进步。当他从这个新的起点观察世界时,他会发现用手可以做很多令人惊奇的事情。翻身已经相当灵活了。有了爬的愿望和动作,这时父母可以推一推宝宝的足底,给宝宝一点向前爬的外力,会帮助宝宝体会向前爬的感觉和乐趣,为以后的爬打下基础。

婴儿到这个月,婴儿能够自由地活动双手和胳膊了,会把跟前的玩具拿起来,这对手眼协调能力有很大帮助。能把一个物体,从一只手递到另一只手。能手拿着奶瓶,把奶嘴放到口中吸吮,迈出了自己吃饭的第一步。不高兴时,不喜欢手里的东西时,会把它扔掉,开始了自主选择。

出牙期应该如何护理?

宝宝的第一颗乳牙会在出生后4～10个月内萌出,到30个月左右,会出齐20颗乳牙。乳牙萌出的顺序一般为先下中切牙,再上中切牙,然后按照由中间到两边的顺序依次萌出。当然,由于每个宝宝的个体情况不同,出牙的情况也会不同,但只要宝宝身体健康,早几个月或晚几个月出牙都是正常的。

当您的宝宝在这个月份开始出牙时,您应该如何护理您的孩子?

1 及时帮宝宝擦干净口水

因为唾液中含有消化酶和其他物质，对皮肤有一定的刺激作用，会造成皮肤发红，甚至糜烂、脱皮。

可以准备一块柔软的棉布，擦的时候动作一定要轻柔。因为流口水的地方皮肤比较娇嫩，如果动作太重，容易擦破皮肤引起感染。

2 保持牙龈清洁

每次给宝宝吃完辅食后，可以加喂几口白开水，以冲洗口中食物的残渣。妈妈还可以用干净的纱布蘸点凉水擦拭宝宝的牙龈，如果是夏天，可以用棉纱布包一小块冰块给宝宝冷敷一下，能够暂时缓解长牙带来的不适。

3 给予磨牙食品

因为牙龈不适，宝宝可能会咬自己的嘴唇和舌头，甚至在喂母乳的时候咬妈妈的乳头，这样不但会咬伤自己，还会影响牙齿的生长，引起龅牙。

为了缓解宝宝出牙时产生的不适感，妈妈可以准备一些专为出牙宝宝设计的磨牙饼干，还可以亲自制作一些手指粗细的胡萝卜条或西芹条，让宝宝啃咬，以缓解不适。另外，这些磨牙食物还能为宝宝提供营养、锻炼其咀嚼能力，强壮脸部肌肉。

4 加强营养

出牙期特别需要给宝宝加强营养，尤其是要注意补充维生素A、维生素C、维生素D和钙、镁、磷、氟等矿物质。平时要给宝宝多吃鱼、肉、鸡蛋、虾皮、骨头汤、豆制品、水果和蔬菜，这些食物能有利于乳牙的萌出和生长。

5 多去户外晒太阳

经常带宝宝去户外晒太阳，可以增强免疫力。此外，人体皮肤中的7-脱氢胆固醇经紫外线照射可转变为维生素D，促进钙的吸收，帮助牙齿坚固。

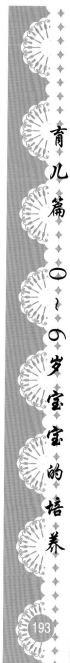

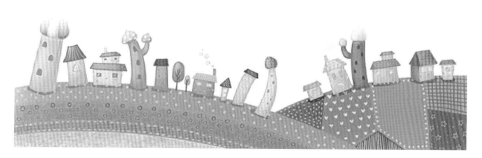

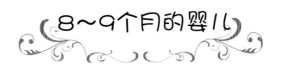
婴儿的个性会发生哪些变化？

这个月的婴儿，大人的眼睛一刻也不能离开婴儿了，这是因为婴儿的运动能力增强，让他一个人在房间挪动是很危险的。

婴儿不用扶着也能站很久，并会由坐改为爬。但还不能自由地迈步子。能把纸撕碎放进嘴里，能把玩具从左手传到右手。匙子从饭桌上掉下时，婴儿也会低着头去找。

8个月左右开始模仿成人的发音，增加了不同音节的连续发音，如ba—da—gu—la，并出现了音调和韵律。喜欢模仿成人发出重复、连续的音节；听到"妈妈"会把头转向妈妈。

宝宝更加依恋爸爸妈妈了，到陌生的地方或见到生人时，会害怕或焦虑；喜欢模仿别人表情和动作；能辨别成人的不同态度、脸色和声音，并做出不同反应；在成人帮助下会用杯子喝水。宝宝有了自己的意愿和想法。婴儿虽然还不能与其他孩子一起玩，但是带他（她）到外面看别的孩子玩耍时，他（她）就显得非常高兴。

如何科学喂养？

用母乳喂养的宝宝一过8个月，即使母乳充足，也应该逐渐实行半断奶。原因是母乳中的营养成分不足，不能满足宝宝生长发育的需要。因此在这个月里，母乳充足的不必完全断奶，但不

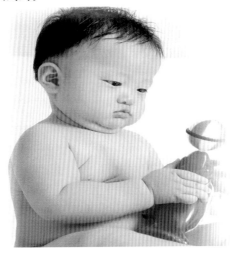

怀孕胎教育儿全书

能再以母乳为主，一定要加多种代乳食品。

8～9个月婴儿的母乳喂养每日喂母乳3次。时间安排上午6时、下午2时、晚上10时。在上午10时及下午6时喂稠粥、菜泥、蒸全蛋、面片。喂服温开水。果汁可改喂鲜番茄及香蕉。还可加喂豆腐脑、面条、点心。浓缩鱼肝油每日2次，每次3滴。

宝宝生病时如何喂养

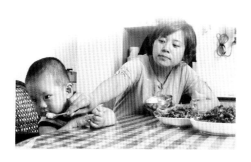

再没有比宝宝生病更让妈妈担心的了。面对不舒服的宝宝妈妈们一定要学会正确的护理，因为好的护理会加快孩子疾病的康复，而错误的护理则会让宝宝的病情加重。

1 发热

发热时，患儿新陈代谢加快，体内盐分和水分大量流失，因而治病首要解决的问题是，补充足够的水分，以促进体内代谢产物和毒素的排出。

发热期间，饮食应以清淡、易消化为原则，宜少量多餐。疾病急性期，宝宝食欲差。最好喂以流质食物，如米汤、牛奶、果汁、绿豆汤等；恢复期或退热期，可调配半流质食物。如营养米粉、肉末菜粥、面片汤、鸡蛋羹等；退烧后，可选择稀饭、面条、新鲜蔬菜等易消化的食物。肉类、鸡蛋等难以消化的荤腥食物应少吃。

2 咳嗽

感冒、扁桃体炎、支气管炎、肺炎等常引起经久难愈的咳嗽、咳痰。给咳嗽的宝宝多喝白开水，对病情大有裨益。梨有清热化痰、健脾、养肺的功效，可以多食。饮食应以清淡为主，易消化的汤、牛奶等流质或鸡蛋羹、面条等半流质食物，新鲜蔬果如大白菜、菠菜、萝卜、西红柿等，既易消化，又富含各种维生素和无机盐。

带鱼、蟹、虾、肥肉等海味，油腻或过咸、过甜的食物，可能会加重胃肠负担，冷饮或生姜、大蒜、胡椒、葱、韭菜、辣椒等食物使咳嗽加重。苹果、香蕉、橘子、葡萄及冰糖蒸梨等过甜或过酸的食物，也不宜给孩子吃。同时，含油脂较多的花生、瓜子、巧克力等，容易滋生痰液，少吃为佳。

3 腹泻

腹泻可由细菌或病毒感染、饮食不当、气候突变、营养不良、呼吸

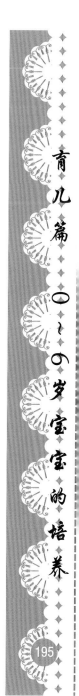

道感染等多种因素引起。

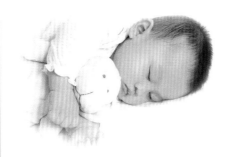

首先，家长要给宝宝补充足够的水分，以防脱水。适当减少喂食次数和每餐的摄入量，以减轻宝宝的胃肠负担。可给宝宝喂少量盐水、米汤、淡茶水；随着病情好转，逐渐改为进食面片汤、米粥等清淡易消化的食物。

牛奶、甜食、豆制品等会使肠蠕动增加，引起肠胀气，并加剧腹泻，因此，该类食物腹泻患儿不宜进食。香蕉、梨、菠菜、西瓜、白菜、红薯等富含纤维素的蔬果可促进肠道蠕动；而辛辣类食品均需戒食。应限制蛋白质的摄入，尽量少食鸡蛋、奶类及肉类食物。

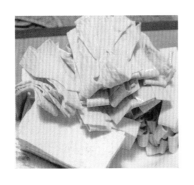

4 便秘

便秘是指粪便在肠道内停留时间过长，以致干结、排出困难。

让宝宝多饮水，吃富含粗纤维的蔬菜和水果，例如芹菜、韭菜、萝卜及苹果、香蕉等，可刺激肠蠕动，促使粪便排出。饮食当以清淡、稀软为主，可适当食用一些油而不腻的食品，在牛奶中加入适量蜂蜜，也是一个好办法。但一定要选择儿童专用蜂蜜。辛辣及富含蛋白质的食物（如肥肉、虾蟹等），容易使食物滞留肠道，应尽量少吃。

5 盗汗

盗汗指当小儿睡眠时，全身或某部位会大量出汗。

盗汗症患儿体质偏虚，故宜选择滋补型食物，如羊肉、鹌鹑、猪肝、兔肉、黄鳝、桂圆、核桃、黑木耳、大枣等，这些都是不错的选择。蔬菜、水果等滋润食品也可多食。

辣椒、辣酱、韭菜、大葱等辛辣刺激性食物，则不宜进食。

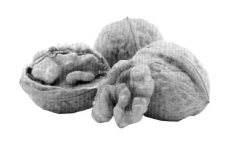

婴儿无故呕吐并哭闹是怎么回事？

这个月的婴儿如果无故出现呕吐，不伴有哭闹及其他异常表现，可能为生理性呕吐，与婴幼儿消化道解剖和生理特点有关。如果是生理性呕吐，通常不需要治疗。

如果呕吐伴哭闹引起小儿不适或疼痛，应警惕病理性呕吐。病理性呕吐有如下特点。

◆婴儿呕吐次数频繁，即使不进食也发生呕吐。

◆呕吐时冲力较大。

◆呕吐的乳水呈凝块或含绿色胆汁。

◆常伴腹胀。

◆大便染血或排果酱样粪便。

感染是引起呕吐最常见的原因。除了消化道本身感染如腹泻、肝炎等外，还包括消化道外的感染如中耳炎、肺炎、败血症、颅内感染等；婴儿肠痉挛、急腹症、肠套叠、肠梗阻也是常见原因；颅内肿瘤也可导致呕吐。

当孩子呕吐时将其头转向一侧，以免呕吐物呛入气管引起窒息，同时暂停进食。如果出现上述任何一种异常情况，应及时转外科。

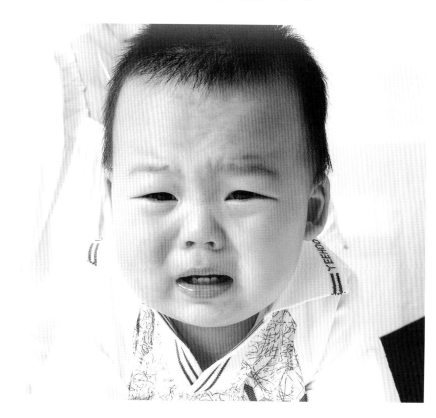

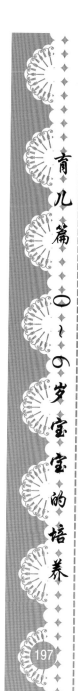

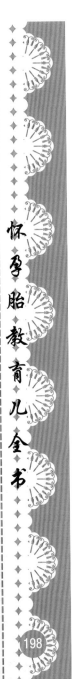

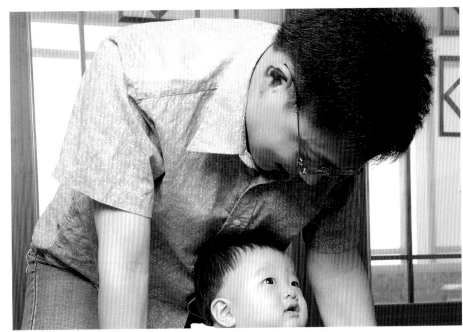

爬行训练

　　爬是宝宝成长过程中具有里程碑意义的行为，所以一定要引导宝宝爬行。爬行能促进大脑及各个神经纤维间的通畅联系。爬行能促使前庭和小脑的协调，使身体活动时有了保持平衡的可能，爬行训练可以加强前庭与感觉系统的统合，使身体感觉灵活，促进脑的发育。爬行还增进了亲子间交流，能够促进宝宝语言的发展：爬行使宝宝加大了接触面，扩大了宝宝认识世界的范围，促进认知能力的发展，有利于思维和记忆的锻炼。

智能培养

　　激发孩子的运动智能发展，愉悦宝

宝身心，有利于宝宝的心智健康发展。

　　在这一阶段，大人可以扶助宝宝做体操，主要练习上肢、下肢爬行、站立、走、拾取、跳的动作。注意做操时间应选择在进餐后1小时，宝宝情绪好时，在乐曲伴奏下，家长喊二八拍口号进行，每次选做一节，循序渐进。

　　另外，要训练宝宝自己拉物站起，可以让宝宝练习自己从仰卧位拉着物体（如床栏杆等）站起来。可先扶着栏杆坐起，逐渐到扶栏站起，锻炼平衡自己身体的技巧。

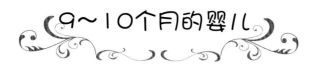

婴儿的个性会发生哪些变化？

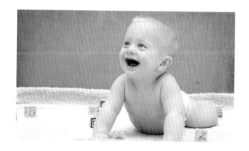

进入9个月的宝宝会用手和膝盖爬行，爬得很好；会自己拉物站起来。

活动的能力和空间大了，能按照自己的意愿做一些动作了。有的宝宝睡醒后，如果妈妈不在身边，自己就能翻身坐起来，而且还可以稳坐10分钟以上。有时还手脚并用地往前爬行几步。如果宝宝高兴，还能较灵巧地自己拉着东西站起来。

对周围世界的认识加深了，婴儿的兴趣集中了，给婴儿玩具玩，他能不厌其烦地玩很长时间，这就是证明。不仅是玩具，婴儿对烟灰缸、化妆品容器、茶杯、抽屉的拉手、插座、开关等，凡是身边的东西，都要用手去摸并拿着玩，他们有一种什么都想试探试探的心情。

给宝宝断奶有哪些要诀？

产后10个月，母乳的分泌量及营养成分都减少了很多，而宝宝此时却需要更加丰富的营养，如果不断奶，就会患上佝偻病、贫血等营养不良性疾病。同时，妈妈喂奶的时间太久，会使子宫内

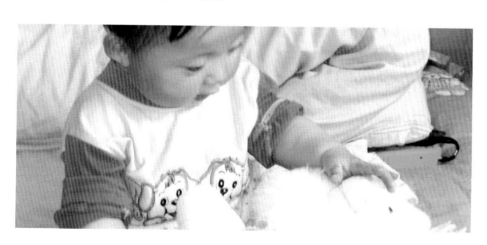

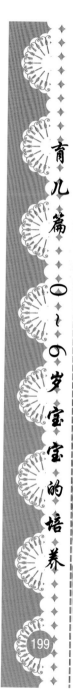

膜发生萎缩，引起月经不调，还会因睡眠不好、食欲缺乏、营养消耗过多造成体力透支。因此，适时给宝宝断奶对宝宝和妈妈的健康非常重要。

要诀一：选择最佳时间

通常，宝宝在10～12个月时已逐渐适应母乳以外的食品，加上宝宝已经长出几颗切齿，胃内的消化酶日渐增多，肠壁的肌肉也发育得比较成熟，是断奶的最好时机。如果未能及时把握，断奶时间越晚，宝宝恋母的心理越强，以致造成宝宝只吃母乳而不肯吃粥、饭和其他离乳食品。

要诀二：选择最佳季节

选择比较舒适的季节进行断奶，如春末或秋天。这时，生活方式和习惯的改变对宝宝的健康冲击较小。如果天气热，宝宝本来就很难受，断奶会让他大哭大闹，还会因胃肠对食物的不适应发生呕吐或腹泻；天气冷则会使宝宝睡眠不安，容易引起上呼吸道感染。若是宝宝的离乳月龄正逢此时，最好将断奶时间推迟。

要诀三：做好断奶心理准备

妈妈虽然会在宝宝断奶后松一口气，但可能会因为失去了这种与宝宝亲昵沟通的方式而产生失落感。所以，妈妈从第一天给宝宝喂奶时就应这样想：有一天宝宝不需要我了，是因为他很健康，迈向了一个新的成长阶段。

要诀四：少吃母乳，多吃牛奶

开始断奶时，可以每天都给宝宝喝一些配方奶，也可以喝新鲜的全脂牛奶。需要注意的是，尽量鼓励宝宝多喝牛奶，但只要他想吃母乳，妈妈不该拒绝他。

要诀五：减少宝宝对妈妈的依赖

减少宝宝对妈妈的依赖，爸爸的作用不容忽视。断奶前，要有意识地减少妈妈与宝宝相处的时间，增加爸爸照料宝宝的时间，给宝宝一个心理上的适应过程。刚断奶的一段时间里，宝宝会对妈妈比较黏，这个时候，爸爸可以多陪宝宝玩一玩。刚开始宝宝可能会不满，后来就习以为常了。让宝宝明白爸爸一样会照顾他，而妈妈也一定会回来的。对爸爸的信任，会使宝宝减少对妈妈的依赖。

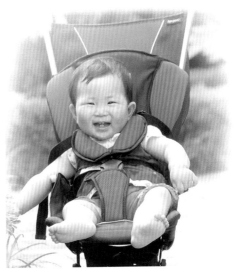

哪些食物有利于宝宝的大脑发育？

所有的爸爸妈妈都有一个共同的愿望——让自己的孩子变得聪明、伶俐。可是怎样才能使孩子更加聪明呢？这就需要爸爸妈妈的帮助了，因为孩子大脑的发育，除了先天素质外，后天的营养与智力的关系最为密切。

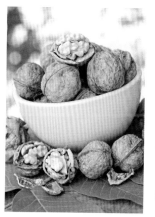

微量元素中以锌和铜最重要，它们是促进智力发育的重要物质，科学研究证明，学习成绩优良的学生，在他们的头发中锌和铜的含量都比较高，另外，脂类物质、维生素等也都是大脑所需的营养物质。

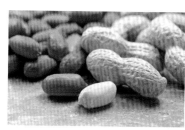

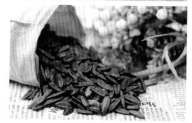

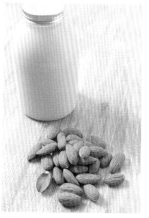

硬壳类食物含脂质丰富，如核桃、花生、杏仁、南瓜子、葵花子、松子等均含有对发挥大脑思维、记忆和智力活动有益的脑磷脂和胆固醇等，因此，可以适量让孩子吃些硬壳类的食物。

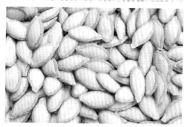

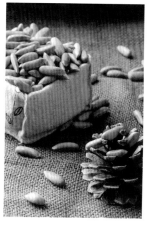

另外，蔬菜、海鲜等食物也有助于孩子大脑的发育。

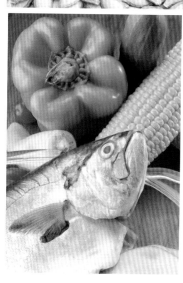

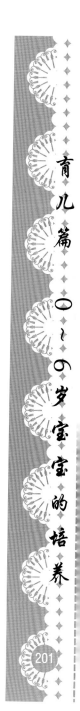

吞食了异物，应如何处理？

这个时期，不管是什么小东西，只要掉到地上，婴儿就会拣起来往嘴里送，如吃进弹珠、橡皮、硬币、钉子、橡皮泥等。宝宝极有可能因误吞了小东西而阻塞食道或者气管，从而出现严重的后果。各种各样的异物竟然出现在宝宝的体内，妈妈们真是不得不多加留意了。

面对宝宝吞食了异物，妈妈们如何应急处理？

1 拍背法

让婴儿趴在自己膝盖上，头朝下，托其胸，拍其背部几下，使婴儿咳出异物，也可将患儿倒提拍背。

2 催吐法

用手指伸进口腔，刺激舌根催吐，适用于较靠近喉部的气管异物。

3 迫挤胃部法

妈妈或爸爸抱住婴儿腰部，用双手食指、中指、无名指顶压其上腹部，用力向后上方挤压，压后放松，重复而有节奏进行，以形成冲击气流，把异物冲出。此法为美国海默来克医师所发明，故称"海默来克手法"。

4 及时送往医院

如上述方法未奏效，应分秒必争尽快送医院耳鼻喉科，在喉镜或气管镜下取出异物，切不可拖延。

5 若是无呼吸现象，应立即口对口人工呼吸

婴儿气管异物十分危险，严重者可导致幼儿窒息死亡，因此预防最为重要。

◆父母一定注意不可随意将硬币、瓜子、花生米放在幼儿能够得着的地方。

◆进食时不要让孩子哭笑、打闹、说话，以防食物呛入气管。

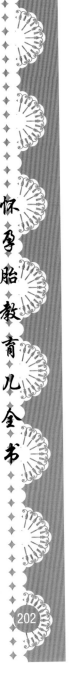

10～11个月的婴儿

婴儿的个性会发生哪些变化?

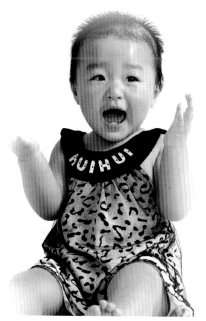

到了这个月,孩子的运动能力比上个月强多了。此时的宝宝能够独自站立片刻,能迅速爬行,大人牵着手会走;这年龄阶段的孩子也是向直立过渡的时期,一旦孩子会独坐后,他就不再老老实实地坐了,就想站起来了。刚开始时,会扶着东西站那儿,双腿只支持大部分身体的重量。如果孩子运动发育好些的话,还会扶着东西挪动脚步或者独站,不需要扶东西。孩子可以拉着栏杆从卧位或者座位站起来,双手拉着妈妈或者扶着东西蹒跚挪步。有的孩子在这段时间已经学会一手扶物地蹲下捡东西。

辅食开始成为宝宝的主食

10～11个月的宝宝,一昼夜喂奶2～3次即可,但要注意,每天奶量不宜少于600毫升。

可以每天早、晚各喂奶1次,中餐、晚餐吃饭和菜,并在早餐逐步添加辅食,上、下午可供给适当水果或饼干等点心,下午可酌情加喂1次牛奶。

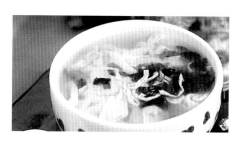

1.改变食物的形态

◆ 由稀饭过渡到稠粥、软饭。

◆ 由烂面过渡到挂面、面包、馒头。

◆ 由肉末过渡到碎肉。

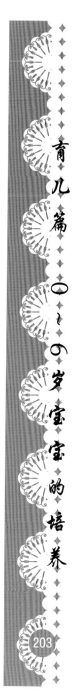

203

◆由菜泥过渡到碎菜。

2 正确认识宝宝饮食的变化。

10个月后，宝宝的生长发育较以前减慢，食欲也较以前下降，这是正常现象，妈妈不必为此担忧。吃饭时不要强喂硬塞，宝宝每顿吃多吃少可随他去，只要每天摄入的总量不明显减少，体重继续增加即可。如若不然，易引起宝宝厌食。

3 养良好的饮食习惯。

◆可让宝宝与大人坐在餐桌上同时进餐，进一步培养宝宝自用餐具的能力。

◆进餐环境要安静，不要边吃边玩，边吃边说，否则易分散宝宝的注意力，影响食欲。

如何训练宝宝的会话能力？

这一阶段是宝宝模仿能力最强的时期，宝宝"咿咿呀呀"的语调开始和成人说话的语调比较相似了，妈妈和爸爸要充分利用这段时间，用与宝宝的生活联系最密切的简短的词语训练宝宝的会话能力。训练时应注意以下几点。

◆要用普通话教宝宝正规的词语。如果宝宝说"儿语"时，妈妈或爸爸不要重复宝宝的"儿语"，而要用亲切柔和的语调把正规的词语教给宝宝。比如，当宝宝说"小狗狗"的时候，就要告诉宝宝正规的名称"小狗"。宝宝比较容易接受的是名词和动词。

◆尽管有时听不出宝宝在说什么，但妈妈或爸爸都要善于倾听和回应。你必须与宝宝进行对话，从而鼓励宝宝不断地进行尝试。

◆训练宝宝学习会话要循序渐进，不能性急，等把已经学会的词语巩固一段时间后，再进行下一轮的训练。

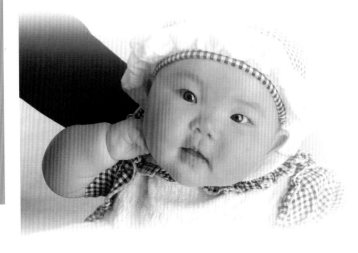

11～12个月的婴儿

婴儿的个性会发生哪些变化?

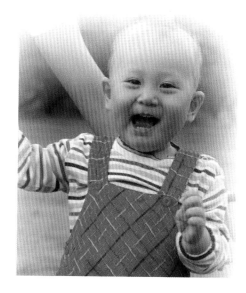

此时的宝宝，能准确理解简单词语的意思。在大人的提醒下会喊爸爸、妈妈，会叫奶奶、姑、姨等。会一些表示词义的动作，如竖起手指表示自己1岁。能模仿大人的声音说话，说一些简单的词。可正确模仿音调的变化，并开始发出单词。能很好地说出一些难懂的话，对简单的问题能用眼睛看、用手指的方法做出回答，如问他"小猫在哪里"，孩子能用眼睛看着或用手指着猫。喜欢

发出咯咯、嘶嘶等有趣的声音，笑声也更响亮，并反复重复会说的字。能听懂3～4个字组成的一句话。

大多数婴儿，能很好地独坐，自由地爬行，有的婴儿能够爬到被垛等高处。扶着东西，能自己站起来，离开物体，能独站片刻的婴儿多了起来。

父母的饮食习惯也会影响婴儿

快近1周岁时，一般婴儿都能吃父母日常吃的饭菜，不要特意为他做吃的，吃现成的饭菜就可以了，从而结束了半断奶期。这个时期的宝宝，消化吸收能力显著加强，能够比较安静地坐下进食，用手拿小勺的本事也有长进，俨然是家庭成员中的一分子了。

注重全家人的饮食习惯。由于宝宝

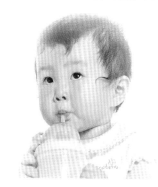

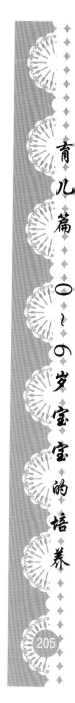

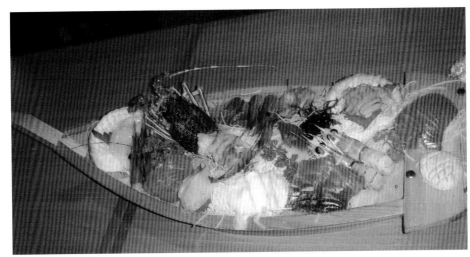

经常与全家人一起吃饭，家里人的饮食习惯，就会潜移默化地影响着宝宝，有些宝宝不爱吃胡萝卜、全麦面包，甚至不喝白开水。这往往是因为家里人，尤其是爸爸妈妈有偏食的习惯，上行下效造成的。因此，为了宝宝的健康，改变不良的饮食习惯，全家都能受益。

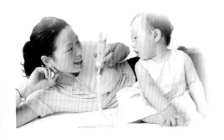

如何培养宝宝的交往能力？

交往是宝宝成长为人的基本需求之一，有些家长以为刚出生的宝宝不会说不会走，也不懂这个世界是怎么回事，只要衣食无忧再提供大量的玩具就行了，却忽略了在宝宝的健康成长过程中，"人"比"物"更重要，宝宝与"人"频繁地交往才能成长为正常的"人"。

有效提高宝宝交往能力的方法是：

◆ 常跟宝宝咿咿呀呀地说话。

◆ 亲切地逗引宝宝看、笑、摸、抓。

◆ 要让宝宝有机会观察生活中的人群。

◆ 鼓励宝宝与安全的陌生人交往。

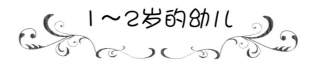

1~2岁的幼儿

幼儿的个性会发生哪些变化?

过了周岁生日的婴儿,对周围发生的事情十分敏感。有的能辨别爸爸、妈妈的声音。晚上一听到爸爸回来时的叫门声,就转向门口。睡觉醒来后,一听到妈妈在隔壁同客人讲话的声音,就大声哭泣,希望妈妈到身边来。也懂得收音机和电视机里放的音乐,音感特别好的婴儿,到1周岁半时,也能哼起有点类似歌曲的声音来。开始使用语言和周围人打招呼。如果客人要走了,宝宝会向客人说"再见"。基本上能掌握50~100个词,50%的宝宝能够掌握60~80个口语词汇。从这个月开始。宝宝的词汇量猛增,此后半年,可以说是宝宝词汇量爆炸期。

还有,妈妈是否发现,你的宝宝现在最喜欢说的是"不"。使用"不"的频率也最高,无论该不该说"不",宝宝都喜欢用"不"来表明他的态度,以表现出他的独立性。

宝宝开始向着执拗期迈进,一般在2岁时出现典型的执拗期(有的专家称为反抗期)。你会发现宝宝已经有了主见和个性,自我意识和思考的独立性增强了,对妈妈极度依恋的情态,一去不复返了。

帮宝宝"步"上正途

宝宝从开始学习走路,到完全掌握走路技巧,平平稳稳的上路,要经过一段时间。有的甚至从十几个月一直练习到2岁左右,才能摆脱摔跤的困扰。学习

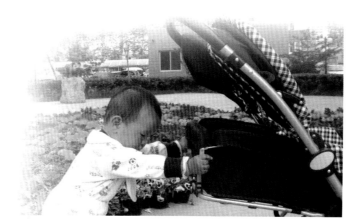

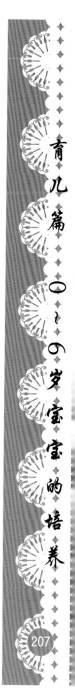

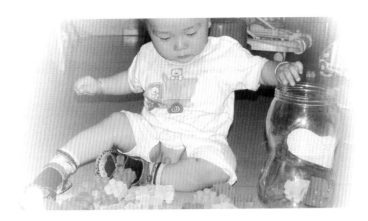

走路和学习说话相似，要给宝宝一个适应的过程，爸爸妈妈不要心急。这个过程中，他可能出现种种问题，要细心观察宝宝走路时的细节，帮他解决这些问题。比如：

◆总是跌跌撞撞。

◆走路时"内八字"。

◆走路叉着腿。

◆夹着大腿走路。

◆脚尖走路。

如何开发宝宝的语言能力？

1岁至1岁半的婴儿以进入了以词代句阶段，这个阶段对孩子进行语言训练的重点和方法有以下几个方面。

◆教孩子说出各种事物的名称。

◆教孩子学会说"这是什么""那是什么"的短句。

◆教孩子学习一些简单句子。

◆教孩子背简短的儿歌和小古诗。

◆教孩子用词或短句表达自己的需求。

预防龋齿有哪些方法？

1 减少或消除病原刺激物

减少或消除菌斑，改变口腔环境，创造清洁条件是防龋的重要环节，最实际有效的办法是刷牙和漱口。应该加强宣传教育，使儿童从小养成口腔卫生习惯，学会合理刷牙方法。刷牙可以清除口腔中的大部分细菌，减少菌斑形成。小儿可由家长用柔软毛巾或绒布擦洗牙齿。

2 减少或控制饮食中的糖

我国是以谷类为主食的国家，控制饮食中的碳水化合物防龋是有困难的。但近年来，糖制食品和各种饮料显著增多。应注意宣传使家长教育儿童养成少吃零食和糖果糕点的习惯，睡前不吃糖，注意儿童三餐的质量。

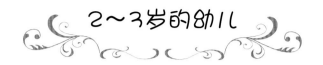

2~3岁的幼儿

幼儿的个性会发生哪些变化？

宝宝在进入2岁1个月时，是训练其协调能力的好时候，可以让他搭积木、画圈，还可以进行穿珠比赛等活动。当你把玩具放在柜子上时，宝宝还能爬到椅子上去取玩具，虽然这样做可以锻炼宝宝手和四肢的协调能力。但是需要注意的是，宝宝学会爬高取物后，家里的危险物品应锁起来，以防被宝宝碰到。

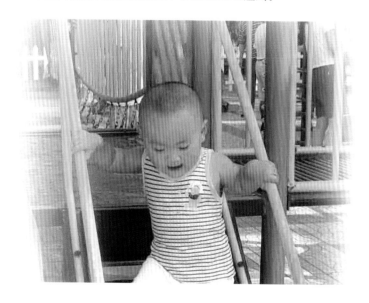

让幼儿适当多吃些益智健脑食品

根据国内外现代营养学家长期研究的结果表明，营养是改善脑细胞、使它功能增强的因素之一，也就是说，加强营养可使幼儿变得聪明一些。以下一些食品，有利于儿童健脑益智：核桃、芝麻、龙眼、黄花菜、香蕉、葡萄、鸡蛋、苹果。

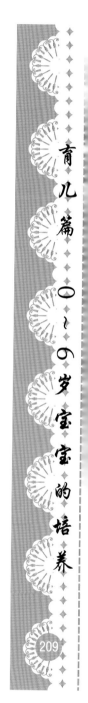

口吃，该怎么纠正？

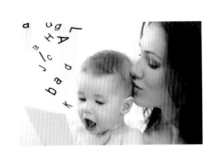

口吃是指说话时言语中断、重复、不流畅的状态，是儿童期常见的语言障碍。

口吃多在幼儿期形成，同样，也最易在幼儿期纠正。如果在幼儿期不纠正，有时口吃可伴随终生。

口吃现象与口吃病有着本质的区别。口吃现象是人在感情激动或精神紧张时，因对神经中枢的干扰所出现的短暂语言不流畅现象，而口吃病则是由于心理病症所导致的一种口吃疾病。

纠正口吃的方法，首先是消除口吃儿童的紧张、恐惧情绪，同时给予示范，并进行反复练习。

一般方法是：

◆让孩子多听声音优美、表达流畅、内容合适的语言。如儿童故事、幼儿诗歌等，听熟后，让孩子跟着一起讲，一起念。

◆父母一定要耐心、细心地多与孩子交谈，彻底消除孩子怕口吃的心理状态。当孩子有一点进步时，就应给予鼓励和奖励。总之，要使孩子说话时不感到有一点点心理压力。

◆要多与孩子说话，说话的速度略慢，边说边问，引导孩子答话，如孩子一时不愿回答，不必勉强，可以继续说话，要让孩子在不注意自己有口吃缺点时，自然而然地回答问题，切忌在孩子说话时，不断指责他的缺点。

◆鼓励孩子树立克服口吃的信心。创造条件，让口吃孩子能经常同说话流畅的同伴们一起玩。同时，要设法教育小同伴们不要嘲笑口吃的孩子。

◆家长应告诉孩子，矫正口吃需要一个较长的时间过程，不可急于求成。略有反复是正常的，决不可灰心。矫正口吃，关键在于要有信心和恒心。

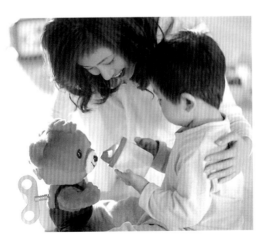

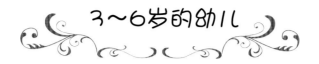

3~6岁的幼儿

幼儿的个性会发生哪些变化?

随着身体运动能力的逐步完善，这时期的宝宝对空间关系的判断已十分准确，神经系统的发育已接近最后阶段。能很好地控制身体，手脚灵活，运动也能够较以前更为剧烈，并且已不太容易摔跤。能在一条直线上走，单足跳、跳绳、跳舞等。

随着宝宝年龄的增长，他的内心世界也越来越复杂，喜怒哀乐等比较细腻的情感也发达起来，更加敏感，自尊心也更强了，这时教育宝宝应该更加注意方法，针对宝宝的不同个性，因材施教。大人也要为宝宝树立榜样，要尊重宝宝，保护他的自尊心。

饮食要做哪些"加减乘除"?

幼儿正处在快速生长发育阶段，是中枢神经系统及各种组织器官发育的关键时期，科学喂养、均衡膳食至关重要。

膳食中的"加法"：蛋白质类食物应予充分保障。蛋白质类是宝宝生长

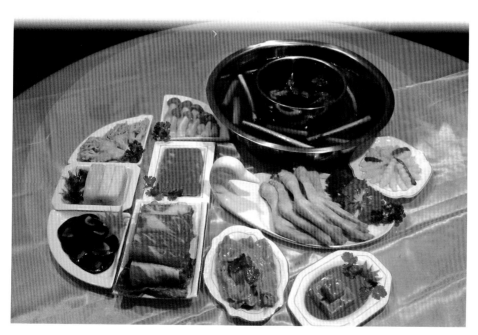

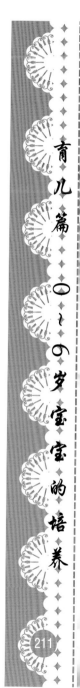

发育的基本要素，要满足他们的需要。奶或配方奶、奶制品，鱼虾等海产品，豆类及豆制品，瘦肉、蛋类及肝类等，上述食品均属优质蛋白，每天都应保证供给。矿物质、微量元素也是宝宝快速生长发育过程中必不可少的物质，如钙、铁、锌等，它们的补充有利于宝宝骨骼、牙齿发育，预防生理性贫血的发生，帮助改善食欲、增强体质等作用。在补充这些物质时，应坚持"贵在适量"，而不是盲目食用或多多益善。

膳食中的"减法"：有些食物婴幼儿不宜过多食用，如各种甜品、冷饮、果汁、可乐、膨化食品、油炸食品、炸薯条、炸薯片、果冻、蜂蜜、酸奶（1岁之内不建议大量饮用，更不能代替鲜奶或配方奶），高脂肪、高热量、高糖的洋快餐也应少吃。另外，某些香肠及腌制食品（咸肉、腊肉、咸鱼、咸菜等）最好少吃或不吃，这些含盐量高的食品，在制作过程中会产生大量亚硝酸盐、黄曲霉素等，长期食用有致癌作用，对宝宝健康成长十分不利。

膳食中的"乘法"：目前婴幼儿膳食中普遍存在蔬菜类食品摄入过少的现象，应特别强调的是，各种绿叶菜、红色菜、黄色菜中含有大量维生素、微量元素、矿物质等，如维生素C、B族维生素、β-胡萝卜、铁、钙及粗纤维等。主食中需安排一定量的粗粮、杂豆，做到粗粮细粮搭配，粗粮中的维生素B_1高于精米精面，且含有纤维素，有利于调理宝宝胃肠功能，防止便秘。各种杂豆、小米、玉米渣、麦片、荞麦、薯类等可以做成小食品，鼓励孩子们吃。

膳食中的"除法"：下列食品原则上不适宜宝宝食用。如含铅量较高的皮蛋、爆米花等，可能含有激素的蜂王浆、蜂胶、花粉制品、蚕蛹、人参类补品等。含激素食品可引起正处在快速生长发育期的宝宝骨骺提前闭合，缩短了骨骺的生长期，影响孩子的身高，甚至导致宝宝性早熟，并由此带来一些心理问题，同时可能引起血压增高等不良反应。

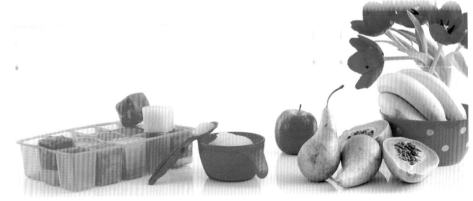

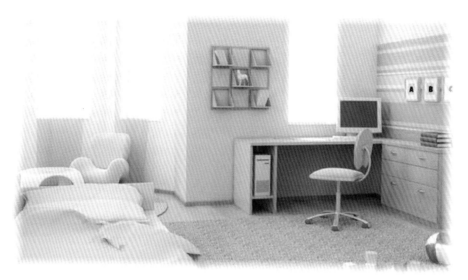

如何给孩子准备零食?

所有的孩子对点心是非常感兴趣的。上幼儿园的孩子,回家以后吃着母亲给的点心,就有"可回到家了"的感觉,应该给每一个孩子吃点心。

点心有一定的热量,应斟酌孩子的饮食情况供给,为的是防止摄取热量过多而成为肥胖儿。爱吃饭身体又很胖的孩子,应给含热量少的点心。最好是水果、果汁、酸奶等。

不爱吃饭的孩子为补充糖分,可以给饼干、年糕片、面包、馒头等。厌恶鱼肉的孩子,可以给牛奶喝。还可以给夹上奶饼或香肠的三明治。

双职工的家庭,为了消除孩子的寂寞多半会在柜橱里塞满点心。应注意不要让有肥胖趋势的孩子摄取更多的热量。在吃完间食以后,尚未养成漱口习惯的孩子,从现在开始培养还不晚。

幼儿入学要做什么准备?

孩子经过学前班教育后,该正式入小学了。为了帮助我们的孩子顺利完成幼儿园到小学的过渡,愉快地开始小学生活,父母要有充分的准备,要多了解一些有效教育的方式方法,陪同孩子顺利走过过渡期。

◆备齐必需的学习用品。

◆准备好上学所需的生活用品。

◆在家里为孩子布置一个学习的小天地。

◆进行必要的学前教育。

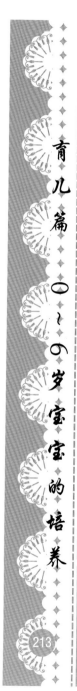

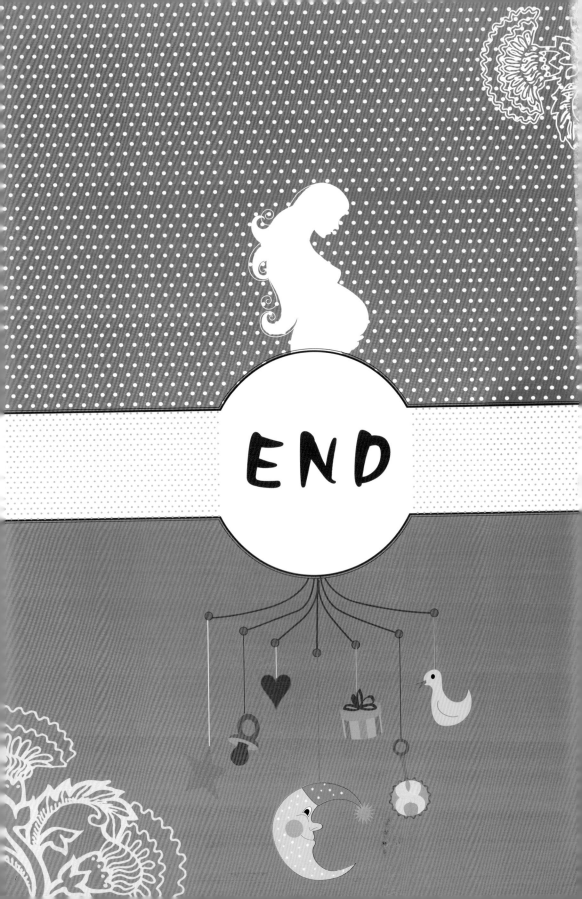